AME 科研时间系列医学图书 1B052

肺结节交互印证式诊断100例分析

名誉主编：姜格宁　　高树庚
主　　编：姜　杰　　于修义　　耿国军
副主编：张海萍　　郭庆强　　米彦军　　朱晓雷　　邓　翀

U0332151

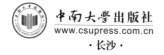

中南大学出版社
www.csupress.com.cn
·长沙·

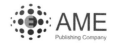

图书在版编目（CIP）数据

肺结节交互印证式诊断100例分析/姜杰，于修义，耿国军主编.
—长沙：中南大学出版社，2020.3
ISBN 978 - 7 - 5487 - 3981 - 4

Ⅰ.①肺… Ⅱ.①姜… ②于… ③耿… Ⅲ.①肺疾病—诊断—
案例 Ⅳ.①R563.04-44

中国版本图书馆CIP数据核字 (2020) 第032602号

AME 科研时间系列医学图书 1B052

肺结节交互印证式诊断 100 例分析

FEIJIEJIE JIAOHUYINZHENGSHI ZHENDUAN 100LI FENXI

姜杰　于修义　耿国军　主编

□丛书策划　郑　杰　汪道远
□项目编辑　陈海波　廖莉莉
□责任编辑　李　娴　董　杰
□责任校对　石曼婷
□责任印制　易红卫　潘飘飘
□版式设计　朱三萍　林子钰
□出版发行　中南大学出版社

社址：长沙市麓山南路　　　　　邮编：410083
发行科电话：0731-88876770　　传真：0731-88710482

□策 划 方　AME Publishing Company 易研出版公司
地址：香港沙田石门京瑞广场一期，16 楼 C
网址：www.amegroups.com

□印　　装　天意有福科技股份有限公司

□开　　本　710×1000　1/16　□印张 19.25　□字数 375 千字　□插页
□版　　次　2020 年 3 月第 1 版　□2020 年 3 月第 1 次印刷
□书　　号　ISBN 978 - 7 - 5487 - 3981 - 4
□定　　价　128.00 元

编者风采

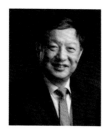

名誉主编：姜格宁　主任医师，教授，博士生导师

同济大学附属上海市肺科医院胸外科主任，同济大学医学院外科学系副主任

中华医学会胸心血管外科学会常委、肺癌学组组长，上海市医学会胸外科专科分会主任委员，《中华胸心血管外科杂志》副总编辑，英国皇家外科学院院士（FRCS），美国胸心外科学会会员（AATS Member）。

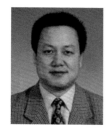

名誉主编：高树庚　医学博士，教授

中国医学科学院肿瘤医院副院长

中国医师协会胸外科分会常委兼副总干事，中国抗癌协会肺癌专业委员会外科学组委员，中华胸心血管外科分会肺癌学组委员，北京医学会胸外科学分会副主委兼秘书长和肺癌学组组长。ATS杂志中文版、《中华医学杂志》《中华肿瘤杂志》《癌症进展》等杂志编委或审稿人。1989年毕业于山东医科大学，从事胸部肿瘤临床和研究工作30年，理念先进，外科技艺高超，尤其擅长肺癌和食管癌的胸腔镜微创外科治疗，居国际一流水平。在肺癌早期诊断和以外科为主的个体化治疗方面有较深造诣，使患者得到最合理治疗。承担或参与承担"863"等国家级和省部级科研课题。

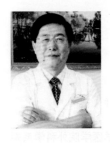

主编：姜杰 主任医师，教授，医学博士，博士研究生导师

厦门大学附属第一医院院长、厦门大学医学院副院长

厦门市拔尖人才、国务院政府特殊津贴专家、中国医师奖、优秀医院院长获得者。现任中国医师协会智慧医疗专业委员会副主任委员、中国医师协会常务理事，中国医师协会胸外科医师分会常委兼副总干事、海峡两岸医药卫生交流协会胸外科专业委员会主任委员、海峡两岸医药卫生交流协会医药管理专业委员会副主任委员、福建省医师协会副会长、福建省海峡医药卫生交流协会会长、福建省胸心外科学会副主委、厦门市医学会副会长、厦门市医师协会会长、厦门市胸心外科学会主任委员。

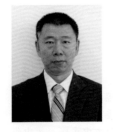

主编：于修义 主任医师，副教授，医学博士，硕士研究生导师

厦门大学附属第一医院胸外科主任

目前任福建省海峡医药卫生交流协会闽赣胸外科协作组主任委员、厦门市医学会胸心外科分会主任委员、福建省海峡医药卫生交流协会胸部肿瘤分会副会长、福建省中西医结合学会胸外科分会副主任委员、中国医药教育协会胸外科专业委员会副主任委员、海峡两岸医药卫生交流协会胸外科分会常委兼总干事、福建省医学会胸心外科分会常委、福建省医学会胸外科分会委员、中国医疗保健国际交流促进会胸外科分会委员、中国妇幼保健协会妇幼微创专业委员会小儿胸外微创学组委员、海峡两岸医药卫生交流协会海西医药卫生发展中心委员、中国医师协会胸外科医师分会福建省工作部常委、福建省胸外科内镜医疗质量控制中心成员、《中国卫生标准管理》杂志福建省编辑委员会特约编委、《中国微创外科杂志》编委等。

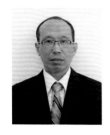

主编：耿国军 副主任医师，副教授，医学博士，硕士研究生导师

厦门大学附属第一医院胸外科副主任

福建省医学会胸外科分会委员会青年委员会副主任委员，福建省医学会胸心血管外科学分会委员会青年委员会副主任委员，福建省海峡医药卫生交流协会闽赣胸外科协作组副主任委员，海峡两岸医药卫生交流协会肿瘤防治专家委员会胸部肿瘤专业学组秘书长，海峡两岸医药卫生交流协会胸外科分会常委兼副总干事，福建省中西医结合学会胸外科分会委员会常务委员，中国医师协会智慧医疗专业委员会青委会委员，海峡两岸医药卫生交流协会台海医学发展委员会委员，中国妇幼保健协会妇幼微创专业委员会小儿胸外微创学组委员，福建省医学会胸外科学分会委员会委员，福建省医师协会胸外科医师分会委员会委员，福建省医学会胸外科学分会委员会肺癌学组委员，福建省抗癌协会食管癌专业委员会委员，福建省抗癌协会肺癌专业委员会青年委员，福建省医学会创伤学分会委员，厦门市医师协会胸外科医师分会委员会常务委员兼副总干事，厦门市医学会胸心外科分会常务委员兼秘书。《中国微创外科杂志》编委，《中国胸心血管外科临床杂志》编委。

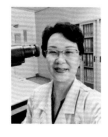

副主编：张海萍 主任医师，硕士研究生导师

厦门大学附属第一医院病理科主任

厦门医学会病理学分会主任委员，厦门市病理质控中心主任，福建省病理学会副主任委员，中华医学会病理学分会胸部学组委员，中国医师协会病理科医师分会全国委员，国家卫健委病理质控评价中心免疫组化质控组全国委员，中国研究型医院超微与分子病理学专业委员会常务委员，中华医学会病理学分会第二届淋巴瘤学组委员。

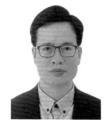

副主编：郭庆强

厦门大学附属第一医院放射科副主任

中华医学会影像技术分会医学影像人工智能专业委员会委员；厦门市医师协会肿瘤青年委员会肺癌学组委员。

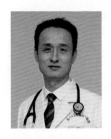

副主编：米彦军 副主任医师，博士，硕士研究生导师

厦门大学附属第一医院肿瘤内科副主任

海峡两岸医药卫生交流会台海医学发展委员会委员，海峡两岸医药卫生交流协会肿瘤防治委员会委员，中国抗癌协会会员，中国药理学会会员。

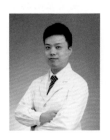

副主编：朱晓雷 主治医师，医学博士

厦门大学附属第一医院胸外科

临床工作以微创治疗肺癌、食管癌、纵隔肿瘤等常见胸外科疾病见长。参与肿瘤相关多项科研项目，发表国内外学术论文多篇。目前担任福建省海峡医药卫生交流协会临床肿瘤学诊疗分会理事、海峡两岸医药卫生交流协会台海医学发展委员会委员、福建省海峡医药卫生交流协会闽赣胸外科协作组委员。

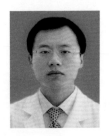

副主编：邓肿 副主任医师，博士

厦门大学附属第一医院肿瘤放疗科

福建省抗癌协会肺癌专业委员会委员，福建省抗癌协会食管癌专业委员会委员，厦门市医师协会肿瘤医师分会青年委员会肺癌学组副主任委员，厦门医学会肿瘤放疗分会委员。

编委（以姓氏拼音首字母为序）：

白冬雨
厦门大学附属第一医院病理科

曹孟坤
厦门大学附属第一医院胸外科

陈伟强
厦门大学附属第一医院胸外科

邓城庆
厦门大学附属第一医院胸外科

方正
厦门大学附属第一医院胸外科

郭伟溪
厦门大学附属第一医院胸外科

洪素千
厦门大学附属第一医院

胡素贤
厦门大学附属第一医院呼吸科

李付海
厦门大学附属第一医院放疗科

李宁
厦门大学附属第一医院胸外科

李振龙
厦门市第五医院（厦门大学附属第一医院翔安院区）放射科

林俊峰
厦门大学附属第一医院胸外科

林益华
厦门大学附属第一医院呼吸科

刘鸿鸣
厦门大学附属第一医院胸外科

刘群
厦门大学附属第一医院呼吸科

马杰
厦门大学附属第一医院胸外科

齐清华
厦门大学附属第一医院胸外科

区帆
厦门大学附属第一医院胸外科

石思恩
厦门大学附属第一医院胸外科

史永红
厦门大学附属第一医院呼吸科

苏永祥
厦门大学附属第一医院胸外科

薛增福
厦门大学附属第一医院早癌筛查中心

汪亮亮
厦门大学附属第一医院胸外科

叶峰
厦门大学附属第一医院肿瘤内科

王剑翁
厦门大学附属第一医院胸外科

尹攀
厦门大学附属第一医院胸外科

王军
厦门大学附属第一医院胸外科

赵广
厦门大学附属第一医院胸外科

王小平
厦门大学附属第一医院影像科

钟鸣
厦门大学附属第一医院胸外科

吴敬勋
厦门大学附属第一医院肿瘤内科

朱国勇
厦门大学附属第一医院胸外科

邢宇彤
厦门市第五医院（厦门大学附属第一医
院翔安院区）胸外科

朱海华
厦门大学附属第一医院护理部

丛书介绍

很高兴，由AME出版社、中南大学出版社联合出品的"AME科研时间系列医学图书"，如期与大家见面！

虽然学了4年零3个月医科，但是，仅仅做了3个月实习医生，就选择弃医了，不务正业，直到现在在做医学学术出版和传播这份工作。2015年，毕业10周年。想当医生的那份情结依旧有那么一点，有时候不经意间会触动到心底深处……

2011年4月，我和丁香园的创始人李天天一起去美国费城出差，参观了一家医学博物馆——马特博物馆（The Mütter Museum）。该博物馆隶属于费城医学院，创建于1858年，如今这里已经成为一个展出各种疾病、伤势、畸形案例，以及古代医疗器械和生物学发展的大展厅，展品逾20 000件，其中包括战争中伤者的照片、连体人的遗体、侏儒的骸骨以及人体病变结肠等。此外还有世界上独一无二的收藏，比如一个酷似肥皂的女性尸体、一个长有两个脑袋的儿童的颅骨等。该博物馆号称"Birthplace of American Medicine"。走进一个礼堂，博物馆的解说员介绍宾夕法尼亚大学医学院开学典礼都会在这个礼堂举行。当时，我忍不住问了李天天一个问题：如果当初你学医的时候，开学典礼在这样的礼堂召开的话，你会放弃做医生吗？他的回答是：不会。

2013年5月，参加英国医学杂志（BMJ）的一个会议，会议之后，有一个晚宴，BMJ为英国一些优秀的医疗团队颁奖，BMJ的主编和BBC电台的著名节目主持人共同主持这个年度颁奖晚宴。令我惊讶的是，BMJ给每个获奖团队的颁奖词，从未提及该团队过去几年在什么大牛杂志上发表过什么大牛论文，而是关注这些团队在某个领域提高医疗服务质量，减轻病患痛苦，降低医疗费用等方面所作出的贡献。

很多朋友好奇地问我，AME是什么意思？

AME的意思就是，Academic Made Easy, Excellent and Enthusiastic。2014年9月3日，我在朋友圈贴出3张图片，请大家帮忙一起从3个版本的AME宣传彩页中选出一个喜欢的。最后，上海中山医院胸外科的沈亚星医生竟然给出一个AME的"神翻译"：欲穷千里目，快乐搞学术。

AME是一个年轻的公司，拥有自己的梦想。我们的核心价值观第一条是：Patients Come First！以"科研（Research）"为主线。于是，2014年4月

24日，我们的微信公众号上线，取名为"科研时间"。"爱临床，爱科研，也爱听故事。我是科研时间，这里提供最新科研资讯，一线报道学术活动，分享科研背后的故事。用国际化视野，共同关注临床科研，相约科研时间。"希望我们的AME平台，能够推动医学学术向前进步，哪怕是一小步！

如果说酒品如人品，那么，书品更似人品。希望我们"AME科研时间系列医学图书"丛书能将临床、科研、人文三者有机结合到一起，像西餐一样，烹调出丰富的味道，搭配出一道精美的佳肴，一一呈现给各位。

汪道远
AME出版社社长

序言

随着空气污染不断加重，低剂量螺旋CT筛查的普及，肺结节的检出率越来越高，但由于病因复杂，临床表现缺乏特异性，因此临床医生的诊断有一定难度。对于良性可能或未定性的肺结节患者应结合患者的危险因素进行定期随访、动态观察，以便及时诊断；对于形态学表现高度怀疑肺癌的肺结节患者，可以根据肺结节的不同位置进行穿刺活检或手术，进行病理诊断，以便进行系统治疗。

国内外有不同的肺结节诊疗指南，不同指南之间随访时间、手术时机标准不一致，如何准确及时对肺结节进行治疗，是目前面临的疑难问题，也是目前讨论的热点和难点。由此我们首次提出了肺结节交互印证式诊断（mutual corroboration in the diagnosis of pulmonary nodule，MCDPN）的概念，从胸外科的角度提出自己的观点和看法，为肺结节的精准治疗提供理论及数据支持。

肺结节交互印证式诊断是通过肺结节影像特征、术中肉眼观、病理镜下观两两对照比较，证实临床诊断、影像诊断、病理诊断相互符合的印证方式。肺结节影像特征复杂，术中切面的分析、显微镜下的表现又各有不同。而且在病变不同的生长阶段，内部结构也会由不同的组织成分构成；病灶切面也会呈现不同的表现，例如实性成分、碳化组织成分、正常肺组织等外观；影像也会显示磨玻璃结节、亚实性结节、实性结节的表现，如何将病理结果、术中外观、影像表现结合起来，使影像特征充满生机，与细胞的生长、增殖、坏死联动起来，在大脑内部形成一个动态的肿瘤发展过程，从而对肺结节的动态观察时间和手术介入时机做出准确预判，是目前国内外胸外科最为关注的问题。

同时，这也是我从事胸外科多年来最关注的问题。近几年来，随着结节的发现越来越多，病理概念的不断明确，薄层CT、三维重建、AI智能辨识等新技术的不断进步，也为这个问题的解决提供了新的可能。最近，我与厦门大学附属第一医院胸外科、影像科、病理科、放疗科、肿瘤内科等同事一起，总结了关于肺结节术前影像特点、术中切面特点、病理镜下特征等信息，交互印证，以充分学习了解肺结节，并把新的知识、新的感悟运用在术前诊断中，不断进步，不断提高诊断水平，准确把握治疗时机。

而且，对影像特征的准确分析，以及我们所收集的大量病例，也为AI阅片提供数据支持，同时利用AI发展优势，在更大范围内分析、验证理论的正确性，进一步指导肺小结节随访时间、手术时机的选择，为肺小结节诊治指南的修订提供数据支持。

（姜杰）

目 录

肺原位腺癌是在2011年IASLC/ATS/ERS分类中新增的一种肺腺癌分类，并添加到2015版世界卫生组织肺肿瘤分类当中，肺原位腺癌处于肺腺癌发展的早期阶段，加深对其病理、诊断、鉴别与治疗策略等方面的认识，对改善肺腺癌的治疗效果和预后具有重要意义。由于它的非侵袭性，术后5年生存率达到了100%。本章精选19个病例，带您走近肺原位腺癌。

微浸润性腺癌患者临床上多无症状，常为体检发现，其在CT上多表现为纯磨玻璃结节或混合磨玻璃结节，实性结节少见，本章实性结节仅3例。毛刺征、血管集束征、空泡征、分叶征、胸膜凹陷征……本章精选23个病例，带您识别微浸润性腺癌影像学特征。

浸润性腺癌是肺腺癌中的一个组织学亚型，主要分为贴壁为主型、腺泡为主型、乳头为主型、微乳头为主型和实性为主型伴黏液产生共5个亚型。本章43个精选病例涵盖浸润性腺癌的5个主要亚型及其他亚型，可提高临床医生术前CT诊断的准确率，以更加合理地安排患者的诊疗过程。

肺错构瘤、肺炎性假瘤、硬化性血管瘤、纤维瘤……这些肺部良性肿瘤您是否了解？良性肿瘤虽属良性疾病，但部分不易与早期肺部恶性肿瘤鉴别，还可能发生恶变。本章向您展示18个肺良性肿瘤病例，以更好地与恶性肿瘤相区别，进而进行规范化治疗。

在肺恶性肿瘤中，腺癌占据很大比例，但除腺癌以外，其他恶性肿瘤包括鳞癌、小细胞癌、大细胞癌、腺鳞癌，伴有多形性、肉瘤样或肉瘤性成分的癌及典型类癌和非典型类癌。本章向您展示7例其他种类的肺恶性肿瘤病例。

第一章　原位腺癌

　　原位腺癌（adenocarcinoma in situ，AIS）典型的影像学表现为直径>5 mm且<30 mm的纯磨玻璃结节（pure ground-glass nodules，pGGN）。pGGN是指胸部CT肺窗上的局灶性磨玻璃样阴影，且结节内不含能够遮挡血管或支气管结构的实性成分[1]。而当AIS出现肺泡塌陷时，在CT上呈混杂磨玻璃密度影。AIS是在2011年国际肺癌研究协会（IASLC）、美国胸科学会（ATS）和欧洲呼吸学会（ERS）提出的肺腺癌新的国际多学科分类中引入的一种新型肺腺癌，替代了以前的支气管肺泡癌。AIS是Ⅱ型肺泡细胞/克拉拉细胞的纯粹无性增殖，意味着没有基质、血管或胸膜浸润。AIS目前已经很常见，特别是在女性发现的肺小结节中。这些病变大多是非黏液性的。AIS通常大于不典型腺瘤样增生（atypical adenomatous hyperplasia，AAH），测量直径在5~20 mm。由于它的非侵袭性，AIS术后的5年生存率达到了100%[2]。

　　对于首次发现的怀疑AIS的磨玻璃结节应进行定期随访。推荐在结节首次发现后的3个月内进行首次的薄层CT平扫检查。随访过程中，若结节明显缩小，则考虑良性可能。若患者年龄<40岁，无吸烟史及二手烟暴露史，无肺癌家族史，无肺部其他需长期随访的疾病（慢性阻塞性肺疾病、肺纤维化、支气管扩张等），则无需常规随访胸部CT；其他患者推荐进行每年1次的薄层CT随访[3]。

　　AIS需与AAH及微浸润腺癌（minimally invasive adenocarcinoma，MIA）进行鉴别。胸部CT上，毛刺征、分叶征或支气管充气征是微浸润型腺癌、浸润型腺癌的主要CT征象。直径<5 mm的pGGN通常为AAH，CT<−520 Hu亦提示AAH的可能性大[4]。本组病例中的混合磨玻璃结节表现为AIS中实性成分在CT上呈条索状，境界较清楚，主要位于磨玻璃病灶的中心，同时病灶边缘无分叶、毛

刺、胸膜凹陷等恶性征象，病理上肺泡塌陷则表现为纤维组织增生，境界清晰，分布与血管分布有关。推测可能为肿瘤生长一定程度后，肺纤维框架的破坏，引起肺自身的炎性修复过程，呈纤维化的表现，病理表现为肺泡的塌陷，纤维组织的增生修复。此结果与严金岗[5]等研究结果大体一致。

并不是所有的磨玻璃结节都表现原位腺癌、微浸润腺癌或AAH，如局限性肺间质纤维化、炎症或出血等，这些病灶亦可表现为磨玻璃结节。因此分析磨玻璃密度肺结节的CT影像学特征与病理特征的相关性十分必要，或可为良恶性磨玻璃病灶的诊断鉴别提供有价值的影像学意见。

病例1

　　林××，女，61岁，因"发现左下肺结节26天"入院。

　　辅助检查：胸部CT示左肺下叶背段磨玻璃影（图1-1）。

　　既往史：入院前2年患有高血压病，血压最高达160/90 mmHg，平素规则服用氨氯地平2.5 mg qd控制血压，未规律监测。过敏史：注射用头孢噻肟钠。

　　个人史：无吸烟、饮酒史。

　　家族史：兄长患有肺癌。

　　完善相关检查后无手术禁忌证，行胸腔镜手术治疗。

影像学特征

　　结节类型：纯磨玻璃密度结节。

　　所在肺叶：左肺下叶。

　　大小：直径为0.85 cm。

　　边界：清楚。

　　毛刺征：有。

　　分叶征：无。

　　钙化：无。

　　胸膜凹陷征：无。

　　血管集束征：无。

　　空泡征：无。

　　密度均匀：有。

　　CT值：-601 Hu。

术中特征

　　大体所见：左下肺占位，部分肺组织，大小为7 cm×5 cm×1.5 cm

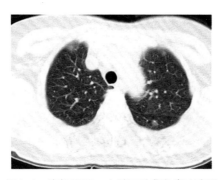

图1-1　胸部CT示：左肺下叶背段磨玻璃影

（图1-2），一处扎线，扎线处肺组织见一灰红结节，大小为0.8 cm×0.7 cm×0.8 cm，边界不清，周围肺组织切面灰红，实性，质软。

病理结果

镜下所见：瘤细胞沿肺泡壁生长，瘤细胞大小不等，异型明显，胞浆粉染，核浓染，间质纤维组织增生，慢性炎细胞浸润。

免疫组织化学结果：CD34（＋），SMA（＋），TTF-1（＋），CK7（＋），Ki-67（5%+）。

病理诊断：（左下肺占位）原位腺癌（图1-3），大小约为0.8 cm×0.7 cm×0.8 cm，周围肺组织部分肺泡腔内见尘细胞，部分间质内见尘埃颗粒沉积。

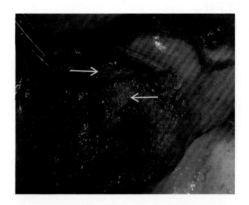

图1-2　术中大体标本：部分肺组织，大小为7 cm×5 cm×1.5 cm

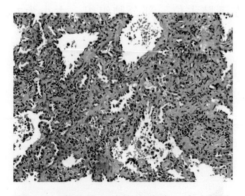

图1-3　病理示：肺原位腺癌，大小约为0.8 cm×0.7 cm×0.8 cm

病例2

余××，女，45岁，因"体检发现右肺结节1个月余"入院。

辅助检查：胸部CT示右肺上叶磨玻璃结节，性质待定（图1-4）。

既往史：有乙型肝炎8年，余无特殊。

个人史：无吸烟、饮酒史。

家族史：无肿瘤家族病史。

完善相关检查后无手术禁忌证，行胸腔镜手术治疗。

影像学特征

结节类型：混合磨玻璃密度结节。

所在肺叶：右肺上叶。

大小：直径为0.88 cm。

边界：清楚。

毛刺征：无。

分叶征：无。

钙化：无。

胸膜凹陷征：无。

血管集束征：无。

空泡征：有。

密度均匀：不均匀。

CT值：-316 Hu。

术中特征

大体所见：右上肺，楔形肺组织一块（图1-5），大小为7.5 cm×4 cm

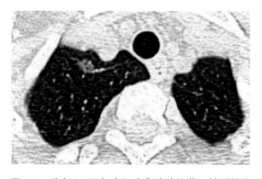

图1-4　胸部CT示右肺上叶磨玻璃结节，性质待定

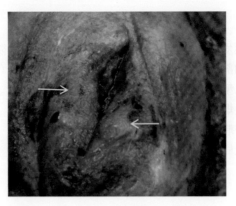

图1-5　术中大体标本：楔形肺组织一块，大小为7.5 cm×4 cm×2.2 cm

×2.2 cm，一侧吻合钉吻合，长6.5 cm，已被临床不规则剖开，切面见灰白质硬结节，大小约为0.8 cm×0.7 cm×0.5 cm，实性，质硬，边界不清，周围肺组织灰红，实性，质软。

病理结果

镜下所见：瘤细胞部分呈贴壁生长，瘤细胞大小不等，异型明显，胞浆粉染，核浓染，间质纤维组织增生，慢性炎细胞浸润。

免疫组织化学结果：CD34（＋），SMA（＋），Ki-67（5%＋），TTF-1（＋），CEA（＋），D2-40（弱＋）。

病理诊断：（右上肺）原位腺癌（图1-6），大小约为0.8 cm×0.7 cm×0.5 cm，周围肺组织肺泡腔扩张。

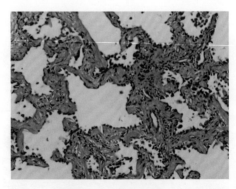

图1-6　病理示：肺原位腺癌，大小约为0.8 cm×0.7 cm×0.5 cm

病例3

陈××，女，40岁，因"体检发现肺部结节1个月余"入院。

辅助检查：胸部CT示右肺中叶结节（图1-7）。

既往史：无特殊。

个人史：无吸烟、饮酒史。

家族史：无特殊。

完善相关检查，行肺楔形切除术（右肺中叶），手术顺利。

影像学特征

结节类型：亚实性结节。

所在肺叶：右肺中叶。

大小：直径为0.85 cm。

边界：清楚。

毛刺征：有。

分叶征：有。

钙化：无。

胸膜凹陷征：无。

血管集束征：无。

空泡征：有。

密度均匀：不均匀。

CT值：-251 Hu。

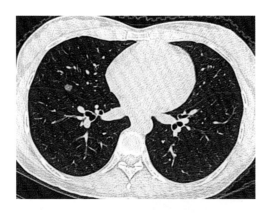

图1-7　胸部CT示：右肺中叶结节

术中特征

大体所见：肺楔形切除标本一块（图1-8），大小为8 cm×2.5 cm×1.5 cm，表面两处扎线，吻合钉长9 cm，切面紧邻被膜，见一淡棕结节，直径0.6 cm，实性，质中。周围肺组织灰红，实性，质软。

病理结果

镜下所见：肺组织，部分区域肺泡腔被覆上皮增生，细胞呈鞋钉样，贴壁生长，细胞沿肺泡壁呈单层排列，细胞核增大，核浆比升高，染色深，核仁不明显，少许细胞有多形性；核分裂象罕见。

病理诊断：肺原位腺癌（贴壁生长）（图1-9），直径0.6 cm，切缘未见肿瘤累及；周围肺泡腔扩张，间隔纤维组织增生，伴少量炎细胞及含铁血黄素细胞浸润。

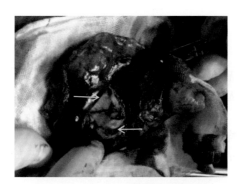

图1-8 术中大体标本：肺楔形切除标本一块，大小为8 cm×2.5 cm×1.5 cm

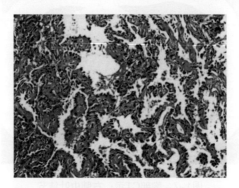

图1-9 病理示：肺原位腺癌，直径0.6 cm，切缘未见肿瘤累及

病例4

刘××，女，54岁，因"体检发现右下肺结节10个月余"入院。

辅助检查：胸部CT示右肺下叶后基底段胸膜下结节灶（图1-10）。

既往史：无特殊。

个人史：无吸烟、饮酒史。

家族史：无特殊。

完善相关检查后无手术禁忌证，行胸腔镜手术治疗。

影像学特征

结节类型：实性结节。

所在肺叶：右肺下叶。

大小：直径为0.55 cm。

边界：清楚。

毛刺征：有。

分叶征：无。

钙化：无。

胸膜凹陷征：无。

血管集束征：有。

空泡征：无。

密度均匀：均匀。

CT值：-31 Hu。

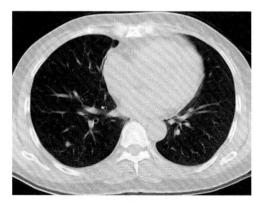

图1-10　胸部CT示：右肺下叶后基底段胸膜下结节灶

术中特征

大体所见：右肺下叶，肺组织一块（图1-11），大小为6.5 cm×2.5 cm ×1.7 cm，局部已被临床切开，切面距吻合钉1 cm，距肺被膜0.7 cm，见一淡棕结节，大小为0.6 cm×0.3 cm×0.4 cm，局部绑线，实性，质稍硬。

病理结果

镜下所见：肺组织，部分区域肺泡腔被覆上皮增生，细胞呈鞋钉样，贴壁生长，细胞沿肺泡壁呈单层排列，细胞核增大，核浆比升高，染色深，核仁不明显，少许细胞有多形性；核分裂象罕见。

免疫组织化学结果：TTF-1（＋），CEA（－），NAPSIN-A（＋），CK7（＋），Ki-67（3%+）。

病理诊断：（右肺下叶）肺原位腺癌（图1-12），大小为0.6 cm×0.3 cm ×0.4 cm，吻合钉断端未见病变累及；周围肺泡腔扩张，间隔纤维组织增生，伴少量炎细胞浸润。

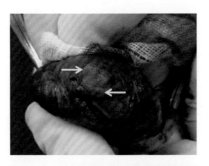

图1-11　术中大体标本：右肺下叶肺组织一块，大小为6.5 cm×2.5 cm×1.7 cm

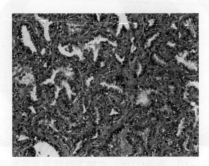

图1-12　病理示：肺原位腺癌，大小为0.6 cm×0.3 cm×0.4 cm

病例5

江××，女，43岁，因"发现右下肺结节10个月"入院。

辅助检查：胸部CT示右肺下叶外基底段小结节，长径约为9 mm（图1-13）。

既往史：入院前发现乳腺增生。

个人史：无吸烟、饮酒史。

家族史：无特殊。

完善相关检查后无手术禁忌证，行胸腔镜手术治疗。

影像学特征

结节类型：亚实性结节。

所在肺叶：右肺下叶。

大小：直径为0.80 cm。

边界：清楚。

毛刺征：无。

分叶征：无。

钙化：无。

胸膜凹陷征：无。

血管集束征：无。

空泡征：无。

密度均匀：不均匀。

CT值：-5 Hu。

术中特征

大体所见：右下肺结节，楔形肺组织一块（图1-14），大小为8.5 cm

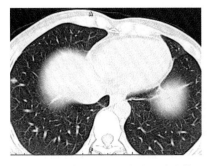

图1-13　胸部CT示：右肺下叶结节

×5.5 cm×1 cm，已被临床不规则剖开，剖开处见淡棕结节一枚，大小为0.7 cm ×0.5 cm×0.3 cm，与周围界欠清，切面淡棕，实性，质中，周围肺组织切面灰红，实性，质软。

病理结果

镜下所见：肺组织，部分区域肺泡腔被覆上皮增生呈鞋钉样，贴壁生长，细胞核增大，核浆比升高，伴异型。

免疫组织化学结果：CD34（+/部分区域着色减弱），CEA（－），TTF-1（+），SMA（间质+），Ki-67（3%+）。

病理诊断：（右下肺结节）肺原位腺癌（图1-15），大小为0.7 cm×0.5 cm ×0.3 cm；吻合口切端及肺被膜均未见癌累及，周围肺组织部分肺泡腔扩大，间质少量淋巴细胞浸润。

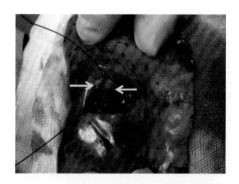

图1-14　术中大体标本：楔形肺组织一块，大小为8.5 cm×5.5 cm×1 cm

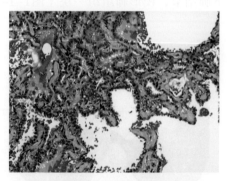

图1-15　病理示：肺原位腺癌，大小为0.7 cm×0.5 cm×0.3 cm

病例6

韩××，女，53岁，因"体检发现右上肺多发结节4个月"入院。

辅助检查：胸部CT平扫+三维成像示右肺上叶磨玻璃结节灶（图1-16），随访。

既往史：无。

个人史：无。

家族史：姐姐患有肠癌。

影像学特征

结节类型：混合磨玻璃密度结节。

所在肺叶：右肺上叶。

大小：直径为0.48 cm。

边界：清楚。

毛刺征：无。

分叶征：无。

钙化：无。

胸膜凹陷征：无。

血管集束征：无。

空泡征：有。

密度均匀：不均匀。

CT值：-467 Hu。

术中特征

大体所见：右上叶结节，楔形肺组织一块（图1-17），大小为6 cm

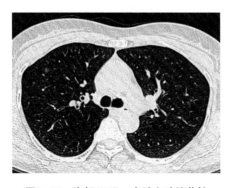

图1-16 胸部CT示：右肺上叶结节灶

×2 cm×1.5 cm，一侧附吻合钉，长7 cm，局部已被临床剖开，距被膜0.8 cm，距吻合钉0.8 cm，内见一淡棕结节，直径0.3 cm，周围肺组织淡棕，实性，质软。

病理结果

镜下所见：肺组织，部分区域肺泡间隔增宽，纤维组织增生，并伴淋巴细胞、浆细胞浸润；肺泡上皮细胞立方、鞋钉样贴壁生长，细胞胞浆淡染，核稍大，深染。

免疫组织化学：D2-40（-），TTF-1（+），CEA（+），P53（散在弱+），Ki-67（1%+）。

病理诊断：（右上叶结节）肺组织，局灶肺泡上皮不典型腺瘤样增生（AAH）/原位腺癌（图1-18），直径约0.35 cm。周围肺组织部分肺间隔增宽，间质纤维组织增生伴慢性炎细胞浸润。

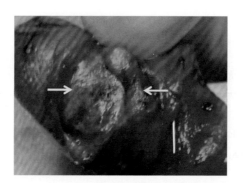

图1-17　术中大体标本：楔形肺组织一块，大小为6 cm×2 cm×1.5 cm

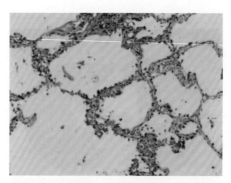

图1-18　病理示：肺原位腺癌，直径约为0.35 cm

病例7

李××，男，77岁；因"发现右下肺结节4个月余"入院。

辅助检查：胸部CT示右肺下叶结节，边界欠清，直径约1.0 cm（图1-19）。肿瘤标志物，CA242：10.48↑IU/mL；余正常。

既往史：高血压病史数年。痛风性关节炎病史10余年；余无特殊。

个人史：无吸烟、饮酒史。

家族史：无特殊。

完善相关检查后无手术禁忌证，行胸腔镜手术治疗。

影像学特征

结节类型：实性结节。

所在肺叶：右肺下叶。

大小：直径为0.76 cm。

边界：模糊。

毛刺征：有。

分叶征：无。

钙化：无。

胸膜凹陷征：有。

血管集束征：无。

空泡征：无。

密度均匀：不均匀。

CT值：24 Hu。

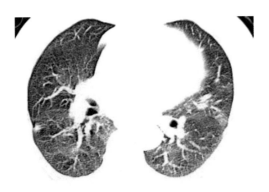

图1-19 胸部CT示：右肺下叶结节，边界欠清，直径约1.0 cm

术中特征

大体所见：右下肺结节，部分肺切除标本（图1–20），大小为8.9 cm ×2.1 cm×1.6 cm，已被临床剖开，剖开处见一淡棕结节，直径0.9 cm，紧邻肺被膜，切面淡棕，实性，质中。

病理结果

镜下所见：瘤细胞贴壁生长，细胞大小不一，胞浆粉染，核大，异型明显，染色质浓集，间质纤维组织增生伴慢性炎细胞浸润。

免疫组织化学结果：CK7（+），TTF-1（+），D2-40（–），SMA（+），CD34（+），Ki-67（10%+）。

病理诊断：（右下肺结节）肺原位腺癌（图1–21），直径约0.9 cm，局灶间质微小浸润，癌邻近肺膜（未浸润）。

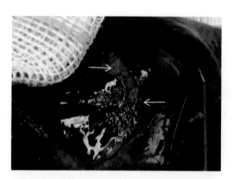

图1–20　术中大体标本：部分肺切除标本，大小为8.9 cm×2.1 cm×1.6 cm

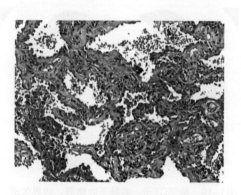

图1–21　病理示：肺原位腺癌，直径约为0.9 cm，局灶间质微小浸润

病例8

罗××，女，39岁；因"咳嗽3个月余"入院。

辅助检查：胸部CT示左肺上叶磨玻璃结节，大小约为1.8 cm×1.3 cm（图1–22）。

既往史：无特殊。

个人史：无吸烟、饮酒史。

家族史：无特殊。

完善相关检查后无手术禁忌证，行胸腔镜手术治疗。

影像学特征

结节类型：纯磨玻璃密度结节。

所在肺叶：左肺上叶。

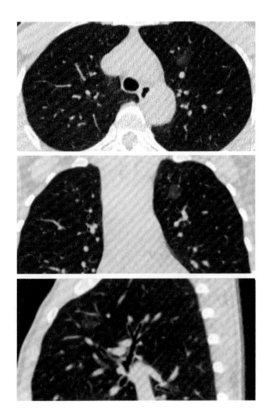

图1-22 胸部CT示：左肺上叶磨玻璃结节，大小约为1.8 cm×1.3 cm

大小：直径为1.62 cm。

边界：模糊。

毛刺征：无。

分叶征：有。

钙化：无。

胸膜凹陷征：无。

血管集束征：无。

空泡征：无。

密度均匀：较均匀。

CT值：-525 Hu。

术中特征

大体所见：左上肺结节，肺叶切除标本（图1-23），大小为17 cm×8 cm×2 cm，支气管断端直径1.1 cm，切面见一淡棕区域，大小为1 cm×0.8 cm×0.6 cm，实性，质中，边界不清，周围肺组织，灰红，质中。

病理结果

镜下所见：镜下肿瘤细胞呈腺泡状和贴壁样生长，细胞呈鞋钉样，异型明显，核大小不一，核浆比增高，核仁可见。

免疫组织化学结果：D2-40（-），CEA（-），Ki-67（2%+），CK7（+），P53（5%+）。

病理诊断：（左上肺结节）肺原位腺癌（图1-24），大小为1 cm×0.8 cm

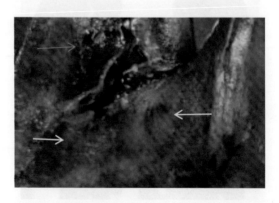

图1-23　术中大体标本：肺叶切除标本，大小为
17 cm×8 cm×2 cm

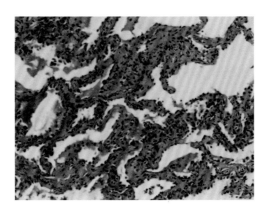

图1-24 病理示：肺原位腺癌，大小为1 cm
×0.8 cm×0.6 cm

×0.6 cm，支气管断端、吻合钉切缘及肺胸膜未见癌累及；周围肺组织肺泡腔扩大，肺泡间隔增宽，血管扩张、充血、出血。检出支气管淋巴结（0/5枚）未见癌转移。

病例9

朱××，女，29岁；因"体检发现左肺结节3个月"入院。

辅助检查：胸部CT示左下肺磨玻璃结节，直径约0.7 cm，密度欠均匀，边界清楚（图1-25）。

既往史：无特殊。

个人史：无吸烟、饮酒史。

家族史：无特殊。

完善相关检查后无手术禁忌证，行胸腔镜手术治疗。

影像学特征

结节类型：混合磨玻璃密度结节。

所在肺叶：左肺下叶。

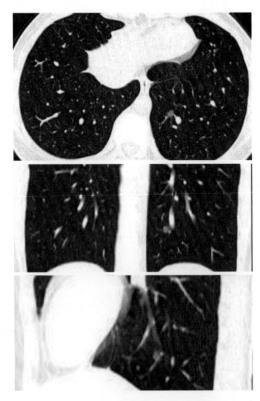

图1-25　胸部CT示：左下肺磨玻璃结节，直径约0.7 cm

大小：直径为0.65 cm。

边界：清楚。

毛刺征：无。

分叶征：无。

钙化：无。

胸膜凹陷征：无。

血管集束征：无。

空泡征：无。

密度均匀：不均匀。

CT值：-363 Hu。

术中特征

大体所见：左下肺结节，楔形肺切除标本（图1-26），大小为9.7 cm×7.5 cm×2.2 cm，手术切缘（其上附吻合钉）长12 cm，局部已被临床剖开，距脏层胸膜0.8 cm，距手术切缘3 cm，扎线处见淡棕结节，最大径0.6 cm，切面淡棕，实性，质中，周围肺组织灰红，实性，质软。

病理结果

镜下所见：肿瘤细胞排列呈贴肺泡壁生长，瘤细胞大小不等，异型明显，胞浆粉染，核浓染，未见核分裂象，周围肺组织部分肺泡塌陷，部分泡扩张、融合，间质纤维组织增生。

免疫组织化学结果：CK7（+），CK20（-），SPB（+），TTF-1（+），NapsinA（+），Ki-67（2%+）。

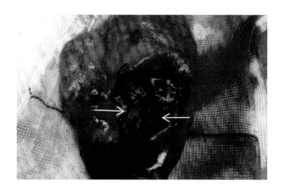

图1-26 术中大体标本：楔形肺切除标本，大小为9.7 cm×7.5 cm×2.2 cm

病理诊断：（左下肺结节）肺原位腺癌（图1-27），镜下大小为0.6 cm× 0.4 cm，肺脏层胸膜及手术切缘未见癌累及。

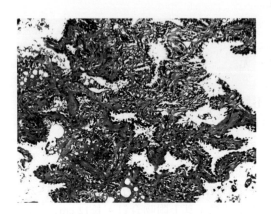

图1-27　病理示：肺原位腺癌，镜下大小为 0.6 cm×0.4 cm，肺脏层胸膜及手术切缘未见癌 累及

病例10

　　杨××，女，32岁，因"体检发现左上肺结节2天"入院。

　　辅助检查：胸部CT示左肺上叶尖后段纯磨玻璃结节，双侧腋窝多发淋巴结（图1-28）。

　　既往史：无特殊。

　　个人史：无吸烟、饮酒史。

　　家族史：无肿瘤家族病史。

　　完善相关检查后无手术禁忌证，行胸腔镜手术治疗。

影像学特征

　　结节类型：纯磨玻璃密度结节。

　　所在肺叶：左肺上叶。

　　大小：直径为1.28 cm。

　　边界：清楚。

　　毛刺征：无。

　　分叶征：无。

　　钙化：无。

　　胸膜凹陷征：无。

　　血管集束征：无。

　　空泡征：无。

　　密度均匀：较均匀。

　　CT值：-471 Hu。

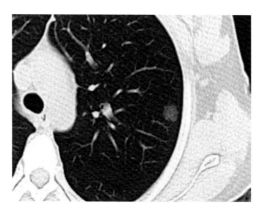

图1-28　胸部CT示：左肺上叶尖后段纯磨玻璃结节

术中特征

大体所见：左上肺肿物，楔形肺切除标本一份（图1-29），大小为13 cm×3.5 cm×2.5 cm，标本被临床剖开，紧邻肺被膜，距吻合钉1.2 cm，剖开处见一结节，大小为1.1 cm×1 cm×0.5 cm，灰白，实性，质中，周围肺组织灰红，实性，质软。

病理结果

镜下所见：肺组织，部分区域肺泡上皮增生，核增大深染，呈鞋钉样突向肺泡腔。

免疫组织化学结果：CK7（+），TTF-1（+），NapsinA（+），Ki-67（2%+），SMA（间质+），CD34（+），CEA（+），D2-40（弱+）。

病理诊断：（左上肺肿物）原位腺癌（图1-30），大小为1.1 cm×1 cm×0.5 cm，未见明确的浸润生长，间质灶性炎细胞浸润。肺被膜及切缘未见病变，周围局部肺泡间隔纤维组织增生。

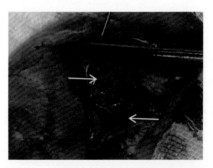

图1-29　术中大体标本：楔形肺切除标本一份，大小为13 cm×3.5 cm×2.5 cm

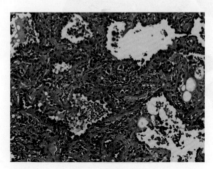

图1-30　病理示：肺原位腺癌，大小为1.1 cm×1 cm×0.5 cm

病例11

高××，女，57岁，因"发现左肺结节2年余"入院。

辅助检查：胸部CT平扫+增强示左肺下叶外基底段模糊结节（图1-31）；左肺舌段及双下肺散在炎性灶。

既往史：30余年前于当地医院行剖宫产术，具体不详。否认高血压，否认冠心病。

个人史：无吸烟、饮酒史。

家族史：无癌症家族史。

完善相关检查后无手术禁忌证，行胸腔镜手术治疗。

影像学特征

结节类型：实性结节。

所在肺叶：左肺下叶。

大小：直径为0.57 cm。

边界：清楚。

毛刺征：有。

分叶征：无。

钙化：无。

胸膜凹陷征：无。

血管集束征：有。

空泡征：无。

密度均匀：不均匀。

CT值：28 Hu。

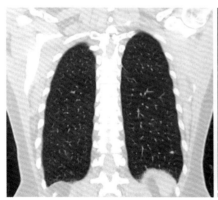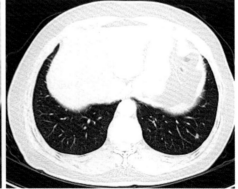

图1-31　胸部CT示：左肺下叶外基底段模糊结节，长径约0.6 cm

术中特征

大体所见：左肺下叶结节，部分肺组织（图1-32），大小为11 cm×4.5 cm×1.5 cm，局部已被临床剖开，距肺被膜0.4 cm，剖开处见一大小为0.7 cm×0.5 cm×0.5 cm淡棕结节，实性，质中。

病理结果

镜下所见：肿瘤细胞不规则腺管样排列，细胞大小不一，排列紧密，胞浆粉染或透亮，核大，异型明显，染色质浓集，间质纤维组织增生显著伴慢性炎细胞浸润。

免疫组织化学结果：CK7（＋），TTF-1（＋），CEA（－），Ki-67（3%+），P53（部分+），D2-40（+/-），SMA（＋），CD34（＋），P63（+/-）。

病理诊断：（左肺下叶结节）原位腺癌（图1-33），局灶微浸润，大小约为0.7 cm×0.5 cm×0.5 cm，周围肺组织部分间质纤维组织增生，淋巴细胞灶性浸润，并见多灶上皮样肉芽肿形成。

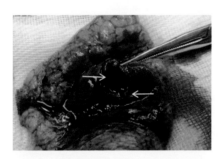

图1-32　术中大体标本：部分肺组织，大小为11 cm×4.5 cm×1.5 cm

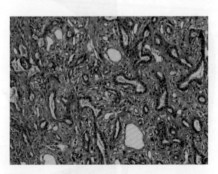

图1-33　病理示：肺原位腺癌，局灶微浸润，大小约为0.7 cm×0.5 cm×0.5 cm

病例12

蒋××，女，55岁，因"咳嗽、咳痰2个月余"入院。

辅助检查：胸部CT示左肺上叶尖后段部分实性结节（图1-34）；PET-CT示：左肺上叶尖后段见一混合磨玻璃密度结节影（图1-35）。

既往史：1982年因乳腺囊肿行囊肿切除术；1998年因阑尾炎行阑尾切除术；2007年因子宫肌瘤行开腹子宫次全切除术。

个人史：无吸烟、饮酒史。

家族史：无特殊。

完善相关检查后无手术禁忌证，行胸腔镜手术治疗。

影像学特征

结节类型：混合磨玻璃结节。

所在肺叶：左下。

大小：直径为1.80 cm。

边界：清楚。

毛刺征：无。

分叶征：无。

钙化：无。

胸膜凹陷征：无。

血管集束征：有。

空泡征：无。

密度均匀：不均匀。

CT值：68 Hu。

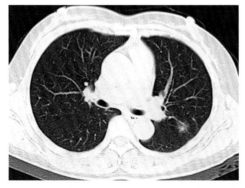

图1-34 胸部CT示：左肺上叶尖后段部分实性结节，大小约为1.2 cm

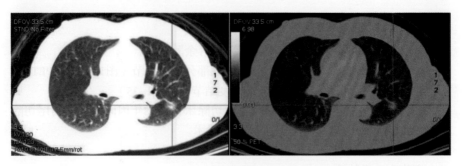

图1-35　PET-CT示：左肺上叶尖后段部分实性结节，大小约为1.2 cm

术中特征

大体所见：左上肺肿物，楔形肺叶切除标本一份（图1-36），大小为12 cm×4 cm×2.5 cm，其上附吻合钉，吻合钉长2.5 cm，局部已被临床剖开，距被膜最近距离0.1 cm，距吻合钉最近距离1.5 cm，剖开切面见一灰黑粗糙区，大小约为0.7 cm×0.3 cm×0.2 cm，周围肺见结节3个，直径均为0.2 cm。

病理结果

镜下所见：送检肺组织，部分区域肺泡间隔增宽，纤维组织增生，部分肺泡上皮细胞排列紊乱，细胞核略增大、较深染，肺泡腔塌陷伴多量淋巴细胞、浆细胞及组织细胞浸润，肺泡腔内见中等量—多量吞噬细胞聚集及纤维栓形成。

免疫组织化学结果：CK7（＋），NapsinA（＋），TTF-1（＋），P53（－），CEA（＋），Ki-67（8%+）。

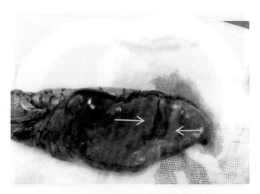

图1-36　术中大体标本：楔形肺叶切除标本一份，大小为12 cm×4 cm×2.5 cm

　　病理诊断：（左上肺肿物）不典型腺瘤样增生原位癌变（图1-37），大小约为0.7 cm×0.3 cm×0.2 cm，局灶微浸润；周围见3个结节，均为原位腺癌，直径0.4~0.7 cm，吻合钉切缘未见病变累及；周围肺泡间隔增宽，部分区域呈肺气肿样改变。

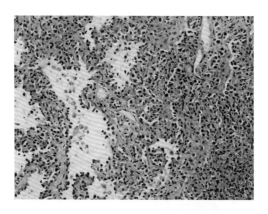

图1-37　病理示：肺原位腺癌，局灶伴微浸润，大小约为0.7 cm×0.3 cm×0.2 cm

病例13

连××，男，61岁，因"发现右下肺结节9天"入院。

辅助检查：胸部CT示右肺下叶内前基底段磨玻璃结节灶（图1-38）。PET-CT示：右肺下叶内前基底段磨玻璃结节灶，代谢不高（图1-39）。

既往史：入院前34年曾于当地医院行双侧输精管结扎术（具体不详），入院前1年于我院行显微镜下双侧输精管再通术，术后恢复顺利。入院前2年发现血压偏高，最高达140/100 mmHg，平素规则服用"氨氯地平5 mg qd"治疗，自测血压波动于130/90 mmHg左右。

个人史：无吸烟、饮酒史。

家族史：无特殊。

完善相关检查后无手术禁忌证，行胸腔镜手术治疗。

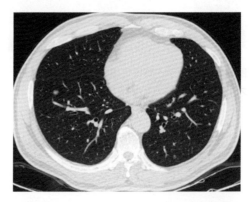

图1-38　胸部CT示：右肺下叶内前基底段磨玻璃结节灶

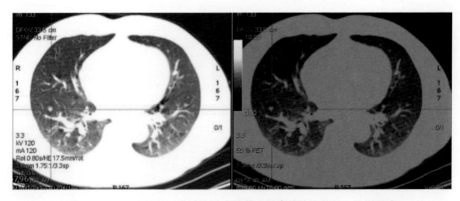

图1-39　PET-CT示：右肺下叶内前基底段磨玻璃结节灶，代谢不高

影像学特征

结节类型：混合磨玻璃结节。

所在肺叶：右下。

大小：直径为0.84 cm。

边界：清楚。

毛刺征：有。

分叶征：无。

钙化：无。

胸膜凹陷征：无。

血管集束征：无。

空泡征：无。

密度均匀：不均匀。

CT值：78 Hu。

术中特征

大体所见：右下肺结节，肺楔形切除标本（图1-40），大小为11.5 cm×3 cm×2 cm，表面见长11.5 cm吻合钉，标本已被临床不规则剖开，剖开处见扎线，扎线处见大小为0.8 cm×0.7 cm×0.5 cm质略硬结节，结节切面淡棕、实性，质稍硬，周围肺组织灰红，实性，质软。

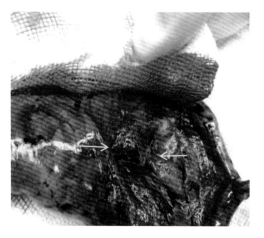

图1-40　术中大体标本：肺楔形切除标本，大小为11.5 cm×3 cm×2 cm

病理结果

镜下所见：肺组织，部分区域肺泡腔被覆上皮增生呈鞋钉样，贴壁生长，细胞核增大，核浆比升高，异型明显；周围肺泡腔扩张、融合，间质纤维组织增生，肺泡上皮未见异型。

免疫组织化学结果：CK7（＋），TTF-1（＋），SMA（间质＋），CD34（＋/部分区域着色减弱），Ki-67（3%＋），P53（－），CD68（组织细胞＋），CEA（－），VIM（－），EMA（＋），NapsinA（＋），PR（－），CK（＋）。

病理诊断：（右下肺结节）原位腺癌（图1-41），大小约为0.8 cm×0.7 cm×0.5 cm，伴间质微小浸润（腺泡为主型）。肺被膜未见癌累及，周围肺组织部分肺泡腔扩大，支气管血管周围见粉尘颗粒沉着，间质少量淋巴细胞浸润。

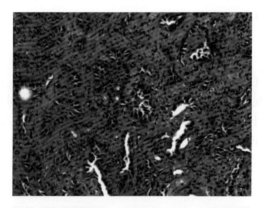

图1-41　病理示：肺原位腺癌，大小约为
0.8 cm×0.7 cm×0.5 cm

病例14

江××，男，52岁，因"体检发现右下肺肿块3周"入院。

辅助检查：胸部CT示右下肺肿块（图1-42）。

既往史：无特殊。

个人史：无吸烟、饮酒史。

家族史：无特殊。

完善相关检查后无手术禁忌证，行胸腔镜手术治疗。

影像学特征

结节类型：实性结节。

所在肺叶：右下。

大小：直径为1.05 cm。

边界：清楚。

毛刺征：有。

分叶征：无。

钙化：无。

胸膜凹陷征：有。

血管集束征：无。

空泡征：无。

密度均匀：不均匀。

CT值：57 Hu。

术中特征

大体所见：右下肺肿物，楔形肺切除标本（图1-43），大小为7 cm

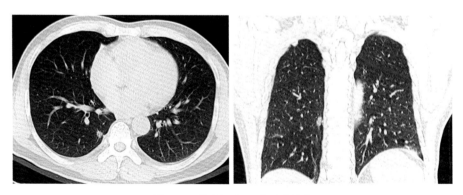

图1-42　胸部CT示：右下肺结节

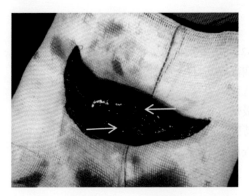

图1-43　术中大体标本：楔形肺切除标本，大
小为7 cm×3 cm×2 cm

×3 cm×2 cm，一侧吻合钉吻合，长9 cm，距吻合钉1.5 cm处已被临床剖开，切
面可见一灰白色肿物，大小为1 cm×0.6 cm×0.5 cm，肿物紧邻被膜下，实性，
质中。

病理结果

　　镜下所见：肿瘤细胞贴于细支气管壁及排列成腺泡状，肿瘤细胞核增大，
染色质浓染，核浆比高，间质炎细胞浸润。

　　免疫组织化学结果：CK7（＋），TTF-1（＋），NapsinA（＋），Ki-67
（5%＋），CEA（＋），SMA（－），CD34（血管＋）。

　　病理诊断：（右下肺肿物）原位腺癌（图1-44），大小为1 cm×0.6 cm
×0.5 cm，局灶微浸润。肿瘤距离肺胸膜约0.1 cm。

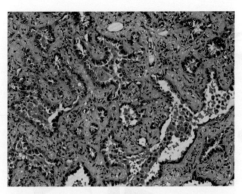

图1-44　病理示：肺原位腺癌，大小为1 cm
×0.6 cm×0.5 cm，局灶微浸润

病例15

洪××，男，63岁；因"咳嗽1个月余"入院。

辅助检查：PET-CT示右肺上叶见结节，靠近胸膜，性质待定（图1-45）。

既往史：无特殊。

个人史：吸烟10年，20支/天，已戒烟10年；饮酒25年，100 mL/d，未戒酒。

家族史：无特殊。

完善相关检查后无手术禁忌证，行胸腔镜手术治疗。

影像学特征

结节类型：实性结节。

所在肺叶：右肺上叶。

大小：直径为1.50 cm。

边界：清楚。

毛刺征：有。

分叶征：有。

钙化：无。

胸膜凹陷征：无。

血管集束征：有。

空泡征：无。

密度均匀：不均匀。

CT值：-96 Hu。

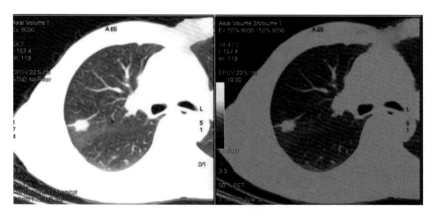

图1-45　PET-CT示：右肺上叶见结节，靠近胸膜

术中特征

大体所见：右上肺肿物，楔形肺组织一块（图1–46），大小为8 cm×3 cm×2 cm，表面肺被膜光滑，局灶略凹陷，标本被临床不规则剖开，剖开处见一淡棕结节，大小为1.5 cm×1 cm×0.7 cm，切面淡棕，实性，质略硬，结节紧邻被膜，周围肺切面灰红，实性，质软。

病理结果

镜下所见：瘤细胞沿肺泡壁生长，瘤细胞大小不等，异型明显，胞浆粉染，核浓染，间质慢性炎细胞浸润。

免疫组织化学结果：TTF-1（＋），NapsinA（＋），CK7（＋），P63（–），SY（–），Ki-67（5%+），CD34（+/局灶–），SMA（+/局灶–）。

特殊染色结果：弹力纤维（＋）。

病理诊断：（右上肺肿物）肺原位腺癌（图1–47），局灶微小浸润，大小约为1.5 cm×1 cm×0.7 cm，癌紧邻肺被膜，吻合钉切缘未见癌累及；周围肺组织肺泡间隔增宽，纤维组织增生，部分肺泡腔扩张、融合，间质炎性细胞浸润。

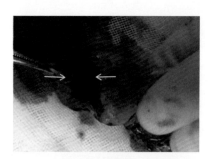

图1–46　术中大体标本：楔形肺组织一块，大小为8 cm×3 cm×2 cm

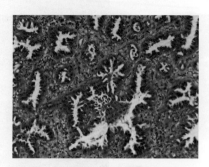

图1–47　病理示：肺原位腺癌，局灶伴微浸润，大小约为1.5 cm×1 cm×0.7 cm

病例16

孙××，男，56岁，因"发现肺部结节11个月余"入院。

辅助检查：胸部CT示右肺下叶占位性病变（图1-48）。

既往史：2017年行甲状腺癌射频消融术，糖尿病10余年，早晚使用胰岛素，中午使用阿卡波糖治疗，控制良好；过敏史：青霉素皮试剂、硫酸庆大霉素注射液、链霉素。

个人史：无吸烟、饮酒史。

家族史：无特殊。

完善相关检查后无手术禁忌证，行胸腔镜手术治疗。

影像学特征

结节类型：混合磨玻璃密度结节。

所在肺叶：右肺下叶。

大小：直径为0.93 cm。

边界：清楚。

毛刺征：有。

分叶征：无。

钙化：无。

胸膜凹陷征：有。

血管集束征：有。

空泡征：有。

密度均匀：不均匀。

CT值：-529 Hu。

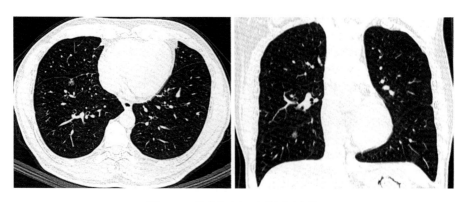

图1-48　胸部CT示：右肺下叶占位

术中特征

大体所见（图1-49）：

1. 右下肺结节：暗褐色肺组织一块，大小为5 cm×4 cm×1 cm，其上附吻合钉，长9 cm，局部见两处扎线，切面淡棕，实性，质中，见大小为0.7 cm×0.5 cm×0.3 cm灰白区，实性，质中，界不清。

2. 第2、4组淋巴结：暗褐色组织一块，大小为1 cm×0.6 cm×0.3 cm，实性，质中。

3. 第7组淋巴结：暗褐色组织两块，大小共为1 cm×1 cm×0.3 cm，实性，质中。

4. 第9组淋巴结：暗褐色组织一块，大小为0.3 cm×0.3 cm×0.2 cm，实性，质中。

5. 第11组淋巴结：暗褐色组织一堆，大小共为0.5 cm×0.5 cm×0.3 cm，实性，质中。

病理结果

镜下所见：肺组织，肺泡腔扩张，被覆上皮增生，呈鞋钉样，核浆比高，周围肺组织，肺泡间隔增宽。

免疫组织化学结果：TTF-1（＋），EMA（＋），NapsinA（＋），Vim（－），P53（少量散+），CEA（＋），Ki-67（10%+）。

病理诊断：（右下肺结节）肺原位腺癌（图1-50），大小为0.7 cm×0.5 cm×0.3 cm，吻合钉切缘及肺被膜未见癌累及，周围肺组织部分肺泡间隔增宽，间质血管扩张、充血。

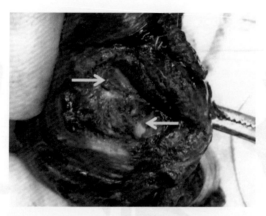

图1-49 术中大体标本：暗褐色肺组织一块，大小为5 cm×4 cm×1 cm

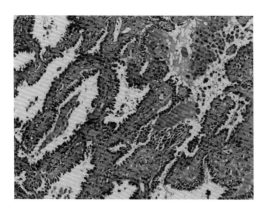

图1-50 病理示：肺原位腺癌，大小为0.7 cm ×0.5 cm×0.3 cm

　　淋巴结（0/13枚）未见癌转移：其中第2、4组淋巴结（0/7枚），第7组淋巴结（0/1枚），第9组淋巴结（0/1枚），第11组淋巴结（0/4枚）。

病例17

林××，女，39岁，因"体检发现右肺结节3个月"入院。

辅助检查：胸部CT示右肺中叶结节影（图1-51）。

既往史：无特殊。

个人史：无吸烟、饮酒史。

家族史：无特殊。

完善相关检查后无手术禁忌证，行胸腔镜手术治疗。

影像学特征

结节类型：亚实性结节。

所在肺叶：右肺中叶。

大小：直径为0.50 cm。

边界：清楚。

毛刺征：无。

分叶征：无。

钙化：无。

胸膜凹陷征：无。

血管集束征：无。

空泡征：无。

密度均匀：均匀。

CT值：-488 Hu。

术中特征

大体所见：右中肺结节，楔形肺切除标本（图1-52），大小为5 cm×

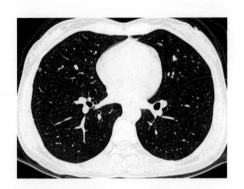

图1-51　胸部CT示：右肺叶占位

2.2 cm×1.8 cm，紧邻被膜下，可见一直径约0.4 cm淡棕结节，质中，界尚清，周围肺组织灰红，实性，质软。

病理结果

镜下所见：肺组织，部分区域肺泡上皮增生，细胞贴壁生长，核增大深染，呈鞋钉样突向肺泡腔，局灶区域见间质微小浸润，浸润区域<0.5 cm，间质纤维组织增生。

免疫组织化学结果：CK7（＋），CEA（＋），TTF-1（＋），NapsinA（＋），CD34（－），SMA（－），Ki-67（5%＋）。

病理诊断：（右中肺结节）肺原位腺癌（图1-53），直径0.4 cm，紧邻肺被膜；周围肺组织部分肺泡隔纤维组织增生，小血管增生伴扩张、淤血。

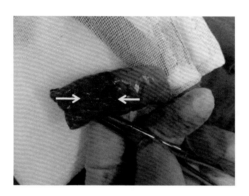

图1-52　术中大体标本，楔形肺切除标本，大小为5 cm×2.2 cm×1.8 cm

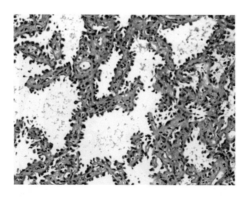

图1-53　病理示：肺原位腺癌，直径0.4 cm，紧邻肺被膜

病例18

唐××，女，46岁，因"发现右下肺结节10余天"入院。

辅助检查：胸部CT示右肺下叶结节影（图1-54）。

既往史：体健。

个人史：无吸烟、饮酒史。

家族史：无特殊。

完善相关检查后无手术禁忌证，行胸腔镜手术治疗。

影像学特征

结节类型：混合磨玻璃密度结节。

所在肺叶：右肺下叶。

大小：直径为0.55 cm。

边界：清楚。

毛刺征：无。

分叶征：无。

钙化：无。

胸膜凹陷征：无。

血管集束征：无。

空泡征：无。

密度均匀：不均匀。

CT值：-250 Hu。

术中特征

大体所见：右下肺结节，楔形肺组织一块（图1-55），大小为5 cm

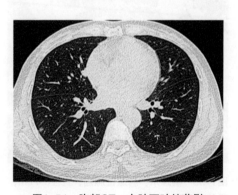

图1-54　胸部CT：右肺下叶结节影

×1.5 cm×1 cm，一侧附吻合钉，长5 cm，局部见缝线结扎，缝线处已被临床剖开，距肺被膜0.3 cm，距吻合钉切缘1 cm切面见一淡棕结节，大小为0.5 cm×0.4 cm×0.4 cm，实性，质中。

病理结果

肺组织，部分区域肺泡腔被覆上皮增生，细胞呈鞋钉样，贴壁生长，细胞沿肺泡壁呈单层排列，细胞核增大，核浆比升高，染色深，核仁不明显。

免疫组织化学结果：CEA（＋），P53（－），Ki-67（2%+），TTF-1（＋）。

病理诊断：（右下肺结节）肺原位腺癌（图1-56），大小为0.5 cm×0.4 cm×0.4 cm，吻合钉断端未见病变累及；周围肺泡腔扩张，间隔纤维组织增生，伴少量炎性细胞浸润。

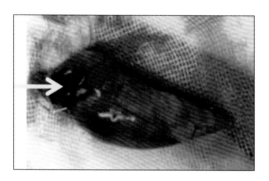

图1-55　术中大体标本：楔形肺组织一块，大小为5 cm×1.5 cm×1 cm

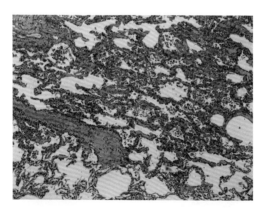

图1-56　病理示：肺原位腺癌，大小为0.5 cm×0.4 cm×0.4 cm

病例19

陈××，女，65岁，无肿瘤家族史，因"体检发现右肺占位5个月"入院。

辅助检查：胸部CT示右肺上叶结节影（图1–57）。

既往史：体健。

个人史：无吸烟、饮酒史。

家族史：无特殊。

完善相关检查，行胸腔镜下右上肺肿瘤切除术（术前定位PID），手术顺利。

影像学特征

结节类型：混合磨玻璃密度结节。

所在肺叶：右肺上叶。

大小：直径为0.55 cm。

边界：清楚。

毛刺征：无。

分叶征：无。

钙化：无。

胸膜凹陷征：无。

血管集束征：无。

空泡征：无。

密度均匀：不均匀。

CT值：–568 Hu。

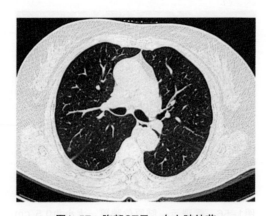

图1–57　胸部CT示：右上肺结节

术中特征

大体所见：右上肺肿物，部分肺切除标本一份（图1-58），大小约为7.4 cm×2.4 cm×1 cm，一侧附吻合钉，长1.4 cm，距吻合钉1.8 cm肺表面见一结节，大小约为0.5 cm×0.5 cm×0.4 cm，其上扎线，切面已被临床切开，继续切开，结节切面淡棕，实性，质中，周围肺组织灰红，实性，质中。

病理结果

镜下所见：瘤细胞沿肺泡壁生长，细胞大小不一，排列紧密，胞浆粉染，核大，异型明显，染色质浓集，间质纤维组织略增生。

免疫组织化学结果：EMA（+），PR（+），TTF-1（-），S100（-），CK7（-），VIM（+）；CK7（+），Ki-67（2%+），CD34（间质+）。

病理诊断：（右上肺肿物）原位腺癌（图1-59），大小约为0.5 cm×0.5 cm×0.4 cm，周围肺组织内见不典型腺瘤样增生，直径约0.1 cm，并见异位脑膜瘤，直径约0.1 cm，肺被膜未见癌累及；吻合口断端未见癌累及。

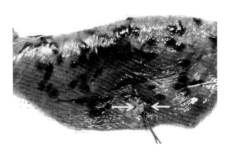

图1-58　术中大体标本：部分肺切除标本一份，大小约为7.4 cm×2.4 cm×1 cm

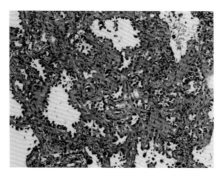

图1-59　病理示：肺原位腺癌，大小约为0.5 cm×0.5 cm×0.4 cm

参考文献

[1]   Callister ME, Baldwin DR, Akram AR, et al. British Thoracic Society guidelines for the
       investigation and management of pulmonary nodules[J]. Thorax, 2015, 70 Suppl 2: ii1-ii54.

[2]   Sakurai H, Dobashi Y, Mizutani E, et al. Bronchioloalveolar carcinoma of the lung 3
       centimeters or less in diameter: a prognostic assessment[J]. Ann Thorac Surg, 2004, 78(5):
       1728-1733.

[3]   Gould MK, Donington J, Lynch WR, et al. Evaluation of individuals with pulmonary
       nodules: when is it lung cancer? Diagnosis and management of lung cancer, 3rd ed: American
       College of Chest Physicians evidence-based clinical practice guidelines[J]. Chest, 2013, 143(5
       Suppl): e93S-e120S.

[4]   Jiang G, Chen C, Zhu Y, et al. Shanghai Pulmonary Hospital Experts Consensus on the
       Management of Ground-Glass Nodules Suspected as Lung Adenocarcinoma (Version 1)[J].
       Zhongguo Fei Ai Za Zhi, 2018, 21(3): 147-159.

[5]   严金岗, 张善华, 王善军, 等. 肺原位腺癌与微浸润腺癌实性成分鉴别诊断[J]. 医学
       影像学杂志, 2016, 26(11): 2002-2004.

（姜杰）

第二章　微浸润性腺癌

2015年WHO肺肿瘤分类[1]对微浸润腺癌（minimally invasive adenocarcinoma，MIA）定义为：局限性、癌细胞以贴壁生长方式为主的腺癌，任一视野下间质浸润最大径≤5 mm或所有浸润性病灶百分比之和乘以肿瘤的最大径，数值≤5 mm，病灶长径一般≤3 cm，对长径>3 cm形态完全符合MIA诊断标准的，可以作出倾向性诊断。

MIA患者临床上多无症状，常为体检发现。

MIA在CT上多表现为纯磨玻璃结节（pure ground-glass nodule，pGGN）或混合磨玻璃结节（mixed guound-glass nodule，mGGN），实性结节（solid nodule，SN）少见，本组实性结节仅3例（3/35）。本组CT影像学特征从高到低排列：毛刺征（17/35），血管集束征（9/35），空泡征（9/35），分叶征（5/35），胸膜凹陷征（1/35）。血管集束征（vessel convergence sign，VCS）主要表现为血管的增粗、僵直、纠集、扭曲，Fridman[2]等认为肿瘤血管趋化因子诱导周围血管向肿瘤靠近或以出芽方式形成新生肿瘤血管是其主要原因。空泡征是由于癌细胞侵犯使局部肺泡结构破坏，互相融合形成小的空腔，CT表现为直径≤5 mm含气透亮区，空泡征为腺癌较为特异的CT征象。

据《上海市肺科医院磨玻璃结节早期肺腺癌的手术指征诊疗共识（第一版）》[3]，MIA手术指征：①长期随访，结节持续存在；②对于结节诊断MIA的准确性较高（MDT讨论）；③随访中，结节明显增大或密度变实；④患者不伴有影响其生命的其他系统严重基础疾病或其他恶性肿瘤，患者的预期寿命超过5年。手术原则与手术切除范围：①若病灶位于周边"优势部位"，行楔形切除；②若病灶位置较深，但仍位于某一肺段内，行肺段切除；③病灶位于多个肺段之间或支气管根部，行联合肺段切除或肺叶切除；④手术切缘应符合基本肿瘤学原则。淋巴结清扫范围：术中冰冻病理初步诊断为MIA者，无需淋巴结清扫或采样。术后辅助治疗：术后无需放疗、化疗或靶向治疗。如果术中病理为MIA，行楔形切除，术后病理升级为浸润型腺癌，根据浸润型腺癌亚型决定下一步处理方案：如果为微乳头型或实体型，建议再次手术行肺段切除或肺叶切除；如果为贴壁样生长型、乳头型或腺管型，建议随访。

预后：完全切除后肿瘤学预后良好，5年生存率可达100%，累积复发率为0%。

病例1

陈××，男，43岁，因"体检发现孤立性肺结节1年余"入院。

辅助检查：胸部CT示右下肺结节，直径约8 mm（图2-1）。

既往史：无特殊。

个人史：无吸烟、饮酒史。

家族史：哥哥患有肺恶性肿瘤，余无特殊。

完善相关检查后无手术禁忌证，行胸腔镜手术治疗。

影像学特征

结节类型：实性结节。

所在肺叶：右肺下叶。

大小：直径为0.70 cm。

边界：部分模糊。

毛刺征：有。

分叶征：无。

钙化：无。

胸膜凹陷征：有。

血管集束征：无。

空泡征：有。

密度均匀：较均匀。

CT值：47 Hu。

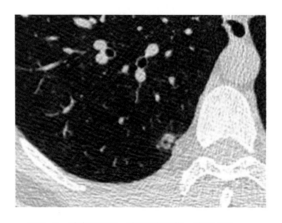

图2-1　胸部CT示：右下肺结节，直径约8 mm

术中特征

大体所见：右下肺结节，楔形肺切除标本（图2-2），大小为4.5 cm ×2.0 cm×1.2 cm，距钢钉吻合切缘0.6 cm，紧邻肺被膜面，可见一大小约为 0.7 cm×0.6 cm×0.5 cm结节，肺被膜皱缩，结节切面灰白，实性，质稍硬，界欠 清，周围肺组织灰红，实性，质软。

病理结果

镜下所见：瘤细胞排列呈贴壁样生长或不规则腺样，瘤细胞大小不等，异 型明显，胞浆粉染，核浓染，间质纤维组织增生，慢性炎细胞浸润。

免疫组织化学结果：CK7（＋），TTF-1（＋），NapsinA（＋），CD34（间 质＋），SMA（间质＋），Ki-67（5%＋），D2-40（DAKO）（脉管＋），CEA （局灶＋），CEA（＋）。

特殊染色结果：弹力纤维（＋）。

病理诊断：（右下肺结节）肺微浸润性腺癌（图2-3），大小约为0.7 cm× 0.6 cm×0.5 cm，癌紧邻肺被膜，吻合钉断端未见癌累及，周围肺组织肺泡部分 肺泡间隔断裂，肺泡腔扩张、融合，内含含铁血黄素细胞，部分间质纤维组织 增生，伴炎细胞浸润。

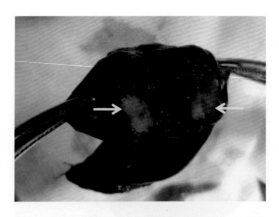

图2-2　术中大体标本：楔形肺切除标本，大小为 4.5 cm×2.0 cm×1.2 cm

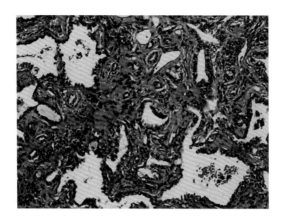

图2-3　病理示：肺微浸润性腺癌，大小约为0.7 cm
×0.6 cm×0.5 cm

病例2

林××，女，39岁，因"体检双肺占位2个月余"入院。

辅助检查：胸部CT示右肺上叶、左肺上叶舌段多发淡薄结节影（图2-4）。

既往史：平素体健。

个人史：无吸烟、饮酒史。

家族史：无特殊。

完善相关检查，行胸腔镜下右上肺楔形切除术+左上肺下舌段切除术，手术顺利。

影像学特征

结节类型：混合磨玻璃结节。

所在肺叶：右肺上叶。

大小：直径为1.02 cm。

边界：清楚。

毛刺征：无。

分叶征：无。

钙化：无。

胸膜凹陷征：有。

血管集束征：无。

空泡征：无。

密度均匀：不均匀。

CT值：−278 Hu。

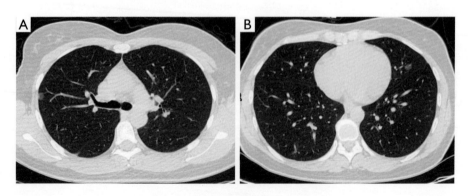

图2-4　胸部CT示：右肺上叶结节（A），左肺上叶结节（B）

术中特征

大体所见：右上肺结节，不规则肺组织一块（图2-5），大小为5 cm×4.5 cm×2 cm，肺表面一处皱缩，范围0.8 cm×0.5 cm，临床已沿皱缩处剖开，切面见一肿物，大小为0.8 cm×0.7 cm×0.5 cm，切面淡棕，实性，质中，距手术切缘距离约1.7 cm。

左上肺结节，部分肺组织大小为9 cm×4.5 cm×2 cm，其上附吻合钉，吻合钉长9 cm，局部已被临床剖开，剖开处见一结节，大小为1 cm×0.5 cm×0.5 cm，淡棕，质中，紧邻肺被膜。

病理结果

镜下所见：肺组织内见肿瘤细胞贴壁样生长，瘤细胞大小一致，胞浆较丰富、红染，核大而深染，形态各异，排列紊乱，可见核分裂象，部分肺泡腔塌陷，局灶间质纤维显著增生。

免疫组织化学结果：CK7（＋），NapsinA（＋），TTF-1（＋），SMA（局灶＋），CD34（＋），D2-40（部分－），Ki-67（5%＋）。

病理诊断：（右上肺结节）肺微浸润性腺癌（图2-6），大小为0.8 cm×0.7 cm×0.5 cm，累及肺被膜（未突破弹力膜），手术切缘未见癌累及。

（左上肺结节）肺微浸润性腺癌，大小为0.7 cm×0.5 cm×0.5 cm，未累及肺被膜及吻合切缘。另见淋巴结一枚反应性增生。

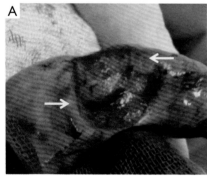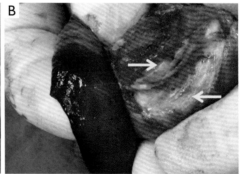

图2-5 右肺术中大体标本（A），左肺术中大体标本（B）

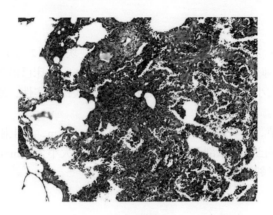

图2-6　病理示：肺微浸润性腺癌，大小为0.7 cm
×0.5 cm×0.5 cm，未累及肺被 膜及吻合切缘

病例3

魏××，女，33岁，因"发现肺占位5个月余"入院。

辅助检查：胸部CT示右肺中叶外侧段见一大小约为1.2 cm磨玻璃结节影，似见胸膜牵拉（图2-7）。

既往史：1年前行剖宫产术，术后恢复可，余无特殊。

个人史：无吸烟、饮酒史。

家族史：无特殊。

完善相关检查，经胸腔镜行右肺楔形切除术，手术顺利。

影像学特征

结节类型：混合磨玻璃结节。

所在肺叶：右肺中叶。

大小：直径为0.9 cm。

边界：模糊。

毛刺征：无。

分叶征：有。

钙化：无。

胸膜凹陷征：无。

血管集束征：无。

空泡征：无。

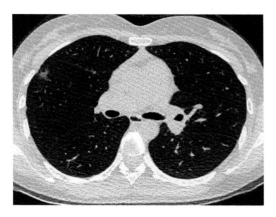

图2-7　胸部CT示：右肺中叶外侧段见一大小约为
1.2 cm磨玻璃结节影，似见胸膜牵拉

密度均匀：不均匀。

CT值：−323 Hu。

术中特征

大体所见：右中肺结节，楔形肺叶切除标本（图2-8），大小为7 cm×2.5 cm×2 cm，附吻合钉，长4.5 cm，局部已被切开，切面见一淡棕结节，大小为0.8 cm×0.7 cm×0.5 cm，切面淡棕，实性，质中，与周围界欠清，结节紧邻被膜，距吻合口断端1.5 cm，周围肺组织灰红，实性，质中。

病理结果

镜下所见：送检肺组织，部分区域肺泡间隔增宽，纤维组织增生，部分肺泡上皮细胞"钉突样"增生，细胞核略增大、较深染，肺泡腔内见少量吞噬细胞聚集。

免疫组织化学结果：TTF-1（+），Napsin-A（+），Ki-67（1%+），P40（−），D2-40（+），CEA（+），CK7（+），SMA（间质纤维+），CD34（间质脉管增生），SY（+），Sall4（−），Glypican3（−），β-catenin（−）。

病理诊断：（右中肺结节）肺泡上皮非典型腺瘤样增生，局灶原位癌变（图2-9），大小为0.8 cm×0.7 cm×0.5 cm，局灶考虑伴微小早期浸润，脏层胸膜及吻合口断端未见病变累及。

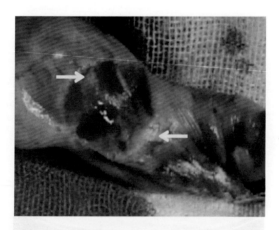

图2-8　术中大体标本：楔形肺叶切除标本，大小为7 cm×2.5 cm×2 cm

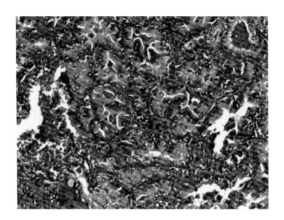

图2-9　病理示：肺泡上皮非典型腺瘤样增生，局灶考虑伴微小早期浸润

病例4

张××，女，45岁，因"体检发现右下肺小结节2年"入院。

辅助检查：胸部CT示右下肺背段小结（图2-10）。PET-CT示：①右下肺背段低代谢小结节（图2-11），肿瘤性病变待排（AAH？AIS？），建议病理检查、治疗后复查；②甲状腺左叶密度不均，建议超声随访；③脾大；④子宫饱满，建议超声检查；⑤双侧乳腺代谢弥散性稍高，考虑乳腺增生可能，建议随访。

既往史：无特殊。

个人史：无吸烟、饮酒史。

家族史：无特殊。

完善相关检查后无手术禁忌证，行经胸腔镜手术治疗。

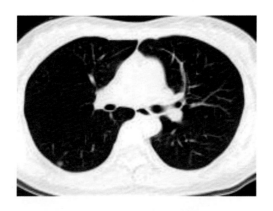

图2-10 胸部CT示：右下肺背段小结节

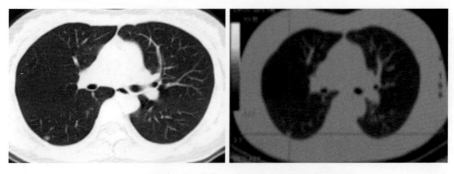

图2-11 胸部PET-CT示：右下肺背段低代谢小结节

影像学特征

　　结节类型：亚实性结节。

　　所在肺叶：右肺下叶。

　　大小：直径为0.61 cm。

　　边界：清楚。

　　毛刺征：无。

　　分叶征：无。

　　钙化：无。

　　胸膜凹陷征：无。

　　血管集束征：无。

　　空泡征：无。

　　密度均匀：不均匀。

　　CT值：-322 Hu。

术中特征

　　大体所见：右下肺结节，肺楔形切除标本（图2-12），大小为10 cm×4 cm×1.5 cm，一侧附吻合钉，吻合钉长10 cm，距吻合钉2.5 cm，紧邻被膜，见一粗糙区，大小为0.8 cm×0.6 cm×0.4 cm，切面灰红，实性，质略硬，与周围界不清，周围肺组织灰红，实性，质软。

病理结果

　　镜下所见：瘤细胞贴壁状及腺泡状排列，瘤细胞大小不一，胞浆较丰富，

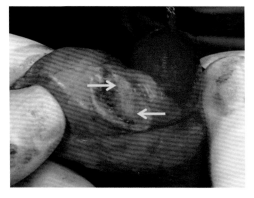

图2-12　术中大体标本：肺楔形切除标本，大小为10 cm×4 cm×1.5 cm

核大而深染，间质纤维结缔组织增生，周围肺组织部分间隔纤维组织增生，间质慢性炎细胞浸润。

免疫组织化学结果：CK7（+），TTF-1（+），Napsin-A（+），Ki-67（2%+），D2-40（−），SMA（部分−），CD34（间质+）。

病理诊断：（右下肺结节）肺微浸润性腺癌（图2-13），大小为0.8 cm×0.6 cm×0.4 cm，其中浸润成分直径约0.4 cm，癌邻近肺脏层胸膜但未累及，吻合钉断端未见癌累及。周围肺组织肺泡扩张、融合，肺泡间隔增宽，间质碳末沉积。

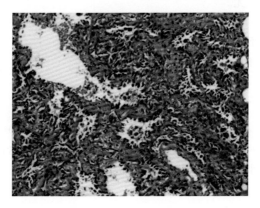

图2-13　病理示：肺微浸润性腺癌，大小为
0.8 cm×0.6 cm×0.4 cm

病例5

陈××，男，55岁，因"体检发现右下肺结节两天"入院。

辅助检查：胸部CT示右肺下叶后基底段胸膜下小结节（图2-14）；肿瘤标志物：proGRP：24.50↓pg/mL，余正常。

既往史：无特殊。

个人史：吸烟史30年，20支/天，未戒烟；饮酒史30年，经常饮酒，未戒酒。

家族史：无特殊。

完善相关检查后无手术禁忌证，行胸腔镜手术治疗。

影像学特征

结节类型：实性结节。

所在肺叶：右肺下叶。

大小：直径为1.72 cm。

边界：模糊。

毛刺征：无。

分叶征：无。

钙化：无。

胸膜凹陷征：有。

血管集束征：无。

空泡征：有。

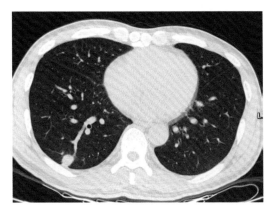

图2-14 胸部CT示：右肺下叶后基底段胸膜下小结节

密度均匀：较均匀。

CT值：187 Hu。

术中特征

大体所见：右下肺结节，肺组织一块（图2-15），大小为7 cm×3 cm×2.3 cm，部分已被临床剖开，切面见一灰白结节，大小为1.3 cm×1.2 cm×1.1 cm，切面灰白，实性，质硬，累及被膜，距该肿物2.5 cm，见一扎线，似可见一粗糙区，直径约1 cm，周围肺组织灰红，实性，质软。

病理结果

镜下所见：肺组织，部分区域肺泡腔被覆上皮增生呈鞋钉样，贴壁生长，细胞核增大，核浆比升高，伴异型，肺泡间隔增宽，局灶纤维化，局灶见微小间质浸润（浸润最大径<1 mm），支气管及血管周围见较多粉尘颗粒沉着。

免疫组织化学结果：TTF-1（＋），CD34（＋），SMA（－），Ki-67（5%+）。

特殊染色结果：PAS（＋），六胺银（＋），抗酸（－），粘卡（＋）。

病理诊断：（右下肺结节）肺微小浸润性腺癌（图2-16），直径约1 cm，吻合钉切缘及肺被膜未见病变累及，周围肺组织，肺泡间隔增宽，局灶纤维化。

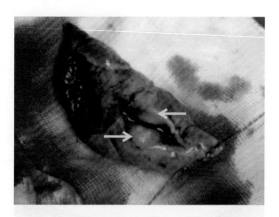

图2-15　术中大体标本：肺组织一块，大小为7 cm ×3 cm×2.3 cm

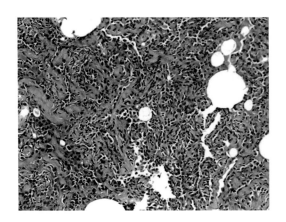

图2-16 病理示：肺微浸润性腺癌，直径约1 cm

病例6

肖××，男，41岁；因"体检发现右肺结节3周余"入院。

辅助检查：胸部CT示右上肺前段胸膜下磨玻璃结节灶，建议随访。肿瘤标志物：正常（图2-17）。

既往史：无特殊。

个人史：无吸烟、饮酒史。

家族史：无特殊。

完善相关检查后无手术禁忌证，行胸腔镜手术治疗。

影像学特征

结节类型：磨玻璃密度结节。

所在肺叶：右肺上叶。

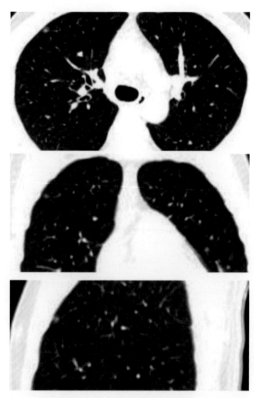

图2-17　胸部CT示：右上肺前段胸膜下磨玻璃结节灶，最大直径约0.6 cm

大小：直径为0.65 cm。

边界：清楚。

毛刺征：无。

分叶征：无。

钙化：无。

胸膜凹陷征：无。

血管集束征：有。

空泡征：无。

密度均匀：不均匀。

CT值：-30 7Hu。

术中特征

大体所见：右上肺结节，楔形肺组织一块（图2-18），大小为8.4 cm×4.5 cm×2.3 cm，一处已被临床剖开，剖开处紧邻肺膜见一淡棕结节，大小为0.4 cm×0.3 cm×0.3 cm，淡棕，实性，质中。

病理结果

镜下所见：瘤细胞呈贴壁生长，局灶排列呈不规则腺样，瘤细胞大小不等、异型明显，胞浆粉染，核浓染，间质纤维组织增生，间质淋巴细胞增生明显。

免疫组织化学结果：CK7（＋），TTF-1（＋），SMA（＋），CD34（血管＋），P53（部分＋），CEA（＋），D2-40（局灶＋），Ki-67（3%＋）。

病理诊断：（右上肺结节）肺原位腺癌伴有微小浸润（图2-19），大小为0.4 cm×0.3 cm×0.3 cm，紧邻肺被膜，吻合钉断端未见癌累及，周围肺组织肺泡间隔增宽，纤维组织增生，肺泡腔扩张、融合，间质淋巴细胞增生明显。

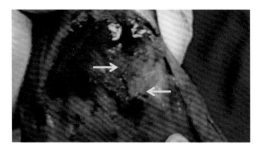

图2-18　术中大体标本：楔形肺组织一块，大小为8.4 cm × 4.5 cm × 2.3 cm

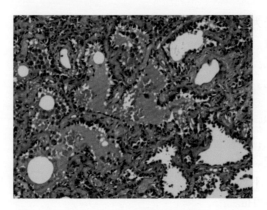

图2-19　病理示：肺微浸润性腺癌，大小为
0.4 cm × 0.3 cm × 0.3 cm

病例7

薛××，女，45岁；因"体检发现左上肺结节2年余"入院。

辅助检查：胸部CT平扫与之前CT比较，左肺上叶磨玻璃结节较前略增大，恶性病变待排除（图2-20）。肿瘤标志物：FER：9.4↓μg/L。

既往史：2015年行"左乳房病损切除术+左单侧乳房切除术+前哨淋巴结活组织检查"，术后病理为导管内癌。余无特殊。

个人史：无吸烟、饮酒史。

家族史：无特殊。

完善相关检查后无手术禁忌证，行胸腔镜手术治疗。

影像学特征

结节类型：亚实性结节。

所在肺叶：左肺上叶。

大小：直径为0.68 cm。

边界：清楚。

毛刺征：有。

分叶征：无。

钙化：无。

胸膜凹陷征：无。

血管集束征：无。

空泡征：无。

密度均匀：不均匀。

CT值：-479 Hu。

术中特征

大体所见：左上肺结节，肺组织一块（图2-21），大小为6 cm×3.5 cm×

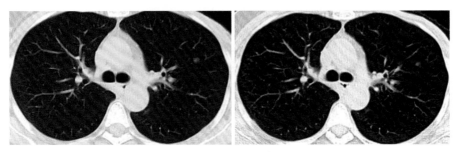

图2-20　胸部CT示：左肺上叶结节较前略增大

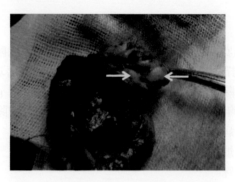

图2-21 术中大体标本：肺组织一块，大小
为6 cm×3.5 cm×2 cm

2 cm，表面见长3 cm吻合口两条，局部已被临床剖开，见一大小为0.8 cm×0.5 cm
×0.6 cm淡棕结节，结节与周围组织界清，周围组织灰红，实性，质软。

病理结果

镜下所见：瘤细胞贴壁生长，瘤细胞大小不等，异型明显，胞浆粉染，核
浓染，间质纤维组织增生，慢性炎细胞浸润。

免疫组织化学结果：CK7（＋），SY（－），TTF-1（＋），NapsinA（＋），
Ki-67（3%+），D2-40（－），SMA（＋），CD34（减弱+）。

特殊染色结果：弹力纤维（＋）。

病理诊断：（左上肺结节）肺微小浸润性腺癌（图2-22），大小为0.8 cm×
0.5 cm×0.6 cm，吻合口断端未见癌累及，周围部分肺泡间隔断裂，肺泡充血。
一处被膜下见不典型腺瘤样增生（AAH），直径0.15 cm。

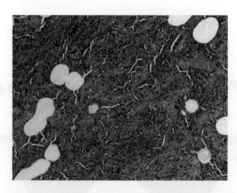

图2-22 病理示：肺微小浸润性腺癌，大小
为0.8 cm×0.5 cm×0.6 cm

病例8

汤××，女，63岁，因"发现右上肺结节1周"入院。

辅助检查：胸部CT示右上肺尖段结节（图2-23）。

既往史：无特殊。

个人史：无吸烟、饮酒史。

家族史：无特殊。

完善相关检查后未发现明显手术禁忌证，行胸腔镜下手术治疗。

影像学特征

结节类型：混合磨玻璃结节。

所在肺叶：右肺上叶。

大小：直径为1.54 cm。

边界：清楚。

毛刺征：有。

分叶征：有。

钙化：无。

胸膜凹陷征：无。

血管集束征：无。

空泡征：有。

密度均匀：不均匀。

CT值：69 Hu。

术中特征

大体所见：右上肺结节，楔形肺组织一块（图2-24），大小为10 cm

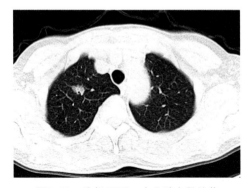

图2-23　胸部CT示：右上肺尖段结节

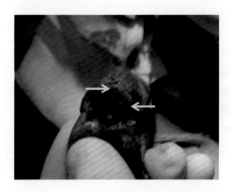

图2-24 术中大体标本：楔形肺组织一块，大小为10 cm×4 cm×3 cm

×4 cm×3 cm，一侧附吻合钉，长10 cm，距吻合钉切缘0.3 cm，肺膜表面已被剖开，结构不清，距肺膜距离1.3 cm，切面见结节，大小为1 cm×0.8 cm×0.6 cm，淡棕、实性、质稍硬，周围肺组织灰红，质软。

病理结果

镜下所见：肺组织，部分区域肺泡腔被覆上皮增生呈鞋钉样，贴壁生长，细胞核增大，核浆比升高，伴异型，可见核分裂象。

免疫组织化学结果：CK7（＋），TTF-1（＋），SMA（－），CD34（脉管＋），Ki-67（5%＋）。

病理诊断：（右上肺结节）肺微浸润性腺癌（图2-25），大小约为1 cm×0.8 cm×0.6 cm，吻合钉切缘及胸膜未见癌累及；周围肺组织部分肺泡间隔增宽，部分间质纤维组织增生，部分肺泡间隔断裂肺泡腔扩大。

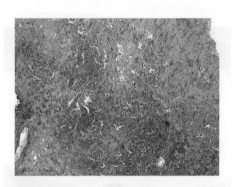

图2-25 病理示：肺微浸润性腺癌，大小约为1 cm×0.8 cm×0.6 cm

病例9

林××，女，27岁，因"发现双肺结节10天"入院。

辅助检查：胸部CT示左肺上叶磨玻璃结节（图2-26），大小约为8 mm。

既往史：平素体健。

个人史：无吸烟、饮酒史。

家族史：无特殊。

完善相关检查后未发现明显手术禁忌证，行胸腔镜手术治疗。

影像学特征

结节类型：纯磨玻璃密度结节。

所在肺叶：左肺上叶。

大小：直径为0.78 cm。

边界：清楚。

毛刺征：无。

分叶征：无。

钙化：无。

胸膜凹陷征：无。

血管集束征：无。

空泡征：无。

密度均匀：较均匀。

CT值：-397 Hu。

术中特征

大体所见：左上肺结节，楔形肺组织一块（图2-27），大小为8 cm

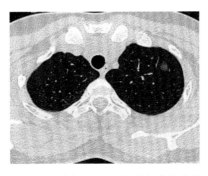

图2-26　胸部CT示：左肺上叶磨玻璃
结节，大小约为8 mm

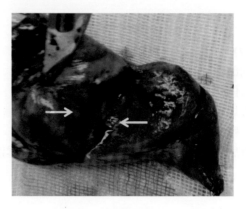

图2-27　术中大体标本：楔形肺组织一块，
大小为8 cm×4 cm×2 cm

×4 cm×2 cm，局部已被临床剖开，切面见一淡棕结节，大小为0.7 cm×0.5 cm
×0.5 cm，距肺被膜0.2 cm，实性，质中。

病理结果

　　镜下所见：送检肺组织见肿瘤细胞呈贴壁样、腺泡状排列，细胞胞浆丰
富，核大深染，核分裂象可见，局灶伴微小间质浸润。

　　免疫组织化学结果：TTF-1（＋），Napsin-A（＋），Ki-67（4%＋），P40
（－），D2-40（－），SMA（－），CD34（－）。

　　病理诊断：（左上肺结节）肺微小浸润性腺癌（图2-28），大小为0.7 cm
×0.5 cm×0.5 cm，肺被膜及吻合口断端未见癌累及。周围肺组织肺泡间隔增
宽，间质纤维组织增生，灶性组织细胞、淋巴细胞浸润。

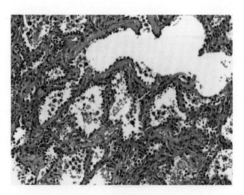

图2-28　病理示：肺微小浸润性腺癌，大小
为0.7 cm×0.5 cm×0.5 cm

病例10

郑××，男，44岁，因"体检发现肺部结节2年"入院。

辅助检查：胸部CT示左上肺前段磨玻璃密度结节灶，直径约0.8 cm（图2-29）。

既往史：发现血脂高5年（具体不详），未治疗，其余无特殊。

个人史：无吸烟、饮酒史。

家族史：父亲因胃癌过世，母亲因胃出血过世，余无特殊。

完善相关检查后无手术禁忌证，行经胸腔手术治疗。

影像学特征

结节类型：纯磨玻璃密度结节。

所在肺叶：左肺上叶。

大小：直径为1.02 cm。

边界：不清。

毛刺征：无。

分叶征：无。

钙化：无。

胸膜凹陷征：无。

血管集束征：无。

空泡征：无。

密度均匀：较均匀。

CT值：-406 Hu。

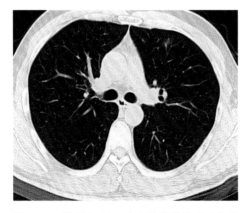

图2-29　胸部CT示：左上肺前段磨玻璃密度
结节灶

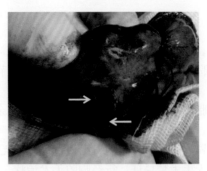

图2-30　术中大体标本：楔形肺叶切除
标本，大小为12 cm×4.5 cm×1.5 cm

术中特征

大体所见：左肺上叶结节，楔形肺叶切除标本（图2-30），大小为12 cm×4.5 cm×1.5 cm，已被临床部分剖开，缝线处可见一灰褐质韧区，范围约0.7 cm×0.6 cm×0.4 cm，切面淡棕，实性，质中，结节紧邻肺膜，距吻合钉切缘距离约1.8 cm，周围肺组织灰红，实性，质软。

病理结果

镜下所见：肿瘤细胞排列呈贴壁样生长，部分区见小灶浸润，肿瘤细胞大小不等，异型明显，胞浆粉染，核浓染，部分间质纤维组织增生，慢性炎细胞浸润。

免疫组织化学：CK7（＋），TTF-1（＋），SMA（间质＋），NapsinA（＋），D2-40（＋），Ki-67（2%＋）。

病理诊断：（左肺上叶结节，肺楔形切除标本）微浸润性腺癌（图2-31），镜下大小为1.0 cm×0.8 cm×0.4 cm，肺脏层胸膜及手术切缘未见癌累及。

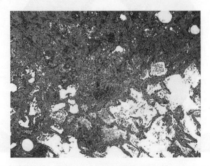

图2-31　病理示：肺微浸润性腺癌，镜
下大小为1.0 cm×0.8 cm×0.4 cm

病例11

陈××，女，53岁，因"体检发现左上肺结节5个月"入院。

辅助检查：胸部CT示左肺尖磨玻璃密度结节影（图2-32）。

既往史：高血压病史4年，口服降压药治疗，携带乙肝病毒20年（具体不详），余无特殊。

个人史：无吸烟、饮酒史。

家族史：母亲因直肠癌去世，父亲因肝癌去世，余无特殊。

完善相关检查后无手术禁忌证，行胸腔镜手术治疗。

影像学特征

结节类型：磨玻璃密度结节。

所在肺叶：左肺上叶。

大小：直径为0.7 cm。

边界：清楚。

毛刺征：无。

分叶征：无。

钙化：无。

胸膜凹陷征：无。

血管集束征：有。

空泡征：无。

密度均匀：不均匀。

CT值：88 Hu。

术中特征

大体所见：左上肺肿物，楔形肺切除标本（图2-33），大小为11.5 cm×

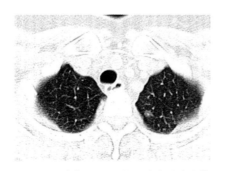

图2-32　胸部CT示：左上肺磨玻璃结节

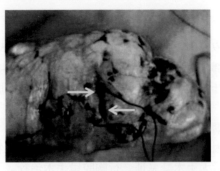

图2-33　术中大体标本：楔形肺切除标
本，大小为11.5 cm×4.2 cm×2.5 cm

4.2 cm×2.5 cm，肺被膜光滑，局部被临床剖开，并见缝线，剖开处见灰白区，大小为0.8 cm×0.5 cm×0.4 cm，灰白实性，质略硬，紧邻肺被膜，周围肺组织灰红，实性，质软。

病理结果

镜下所见：瘤细胞排列呈不规则腺样，瘤细胞大小不等，异型明显，胞浆粉染，核浓染，间质纤维组织增生，慢性炎细胞浸润。

免疫组织化学结果：SMA（＋），CD34（间质细胞表达减弱+），TTF-1（＋），Ki-67（5%+），CK7（＋），CEA（＋）。

病理诊断：（左上肺肿物）肺微浸润性腺癌（贴壁生长型80%，腺泡型20%）（图2-34），大小为0.8 cm×0.5 cm×0.4 cm，肺被膜及吻合钉切缘均未见癌累及；周围肺组织肺泡间隔增宽，纤维组织增生，部分肺泡腔扩张、融合，间质炎细胞浸润。

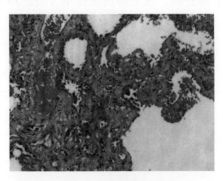

图2-34　病理示：肺微浸润性肺癌，大小
为0.8 cm×0.5 cm×0.4 cm

病例12

陈××，女，60岁，因"体检发现左肺结节7个月"入院。

辅助检查：胸部CT示左肺尖亚实性磨玻璃结节（图2-35）；肿瘤标志物：正常。

既往史：阿奇霉素过敏，余无特殊。

个人史：无吸烟、饮酒史。

家族史：无特殊。

完善相关检查后未发现明显手术禁忌证，行胸腔镜下手术治疗。

影像学特征

结节类型：混合磨玻璃结节。

所在肺叶：左肺上叶。

大小：直径为0.85 cm。

边界：模糊。

毛刺征：无。

分叶征：无。

钙化：无。

胸膜凹陷征：无。

血管集束征：有。

空泡征：无。

密度均匀：不均匀。

CT值：-135 Hu。

术中特征

大体所见：左上肺结节，楔形肺组织一块（图2-36），大小为9.5 cm×

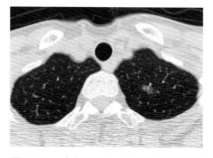

图2-35　胸部CT示：左肺尖亚实性磨玻璃结节

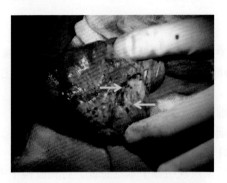

图2-36　术中大体标本：楔形肺组织一块，大小为9.5 cm×5.5 cm×2.5 cm

5.5 cm×2.5 cm，一侧附吻合钉，长8.5 cm，已被临床不规则剖开，剖开处见肿物大小为1 cm×0.5 cm×0.4 cm，淡棕，实性，质略硬，与周围界欠清，周围肺组织切面灰红，实性，质中。

病理结果

镜下所见：瘤细胞围绕肺泡腔生长，呈鞋钉样，细胞大小不一，胞浆粉染，核浆比大、深染，可见核分裂象。

免疫组织化学结果：CK7（+），TTF-1（+），Ki-67（5%+），CEA（+），SMA（间质+）。

病理诊断：（左上肺结节）肺微浸润性腺癌（贴壁型约60%，腺泡型约40%）（图2-37），大小为1 cm×0.5 cm×0.4 cm，局灶间质微小浸润（<0.5 cm），肺被膜及切缘未见癌累及；周围肺泡腔部分扩张、融合，伴炎细胞浸润。

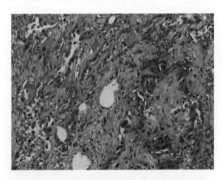

图2-37　病理示：肺微浸润性腺癌，大小为1 cm×0.5 cm×0.4 cm

病例13

陈××，女，39岁，因"体检发现左下肺结节9个月"入院。

辅助检查：胸部CT示左下肺磨玻璃结节（图2-38）。

既往史：无特殊。

个人史：无吸烟；饮酒史5年，经常饮酒，未戒酒。

家族史：无特殊。

完善相关检查后无手术禁忌证，行胸腔镜手术治疗。

影像学特征

结节类型：磨玻璃密度结节。

所在肺叶：左肺下叶。

大小：直径为0.65 cm。

边界：清楚。

毛刺征：有。

分叶征：无。

钙化：无。

胸膜凹陷征：无。

血管集束征：无。

空泡征：无。

密度均匀：较均匀。

CT值：-383 Hu。

术中特征

大体所见：左下肺结节，楔形肺组织切除标本（图2-39），大小为6.5 cm

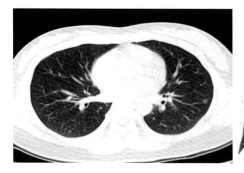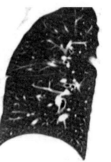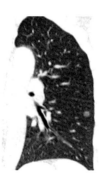

图2-38　胸部CT示：左下肺磨玻璃结节

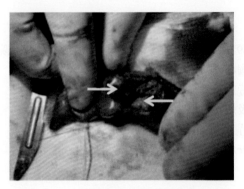

图2-39　术中大体标本：楔形肺组织切除标本，大小为6.5 cm×2.6 cm×1.5 cm

×2.6 cm×1.5 cm，切开切面见一结节，大小为0.6 cm×0.6 cm×0.5 cm，切面淡棕，实性，质中，周围肺组织灰红，实性，质软。

病理结果

镜下所见：肺泡上皮增生，增多，细胞增大，细胞贴附肺泡壁，部分细胞呈鞋钉样突起，局灶肿瘤生长呈乳头状，间质脉管未见浸润。

免疫组织化学结果：TTF-1（＋），NapsinA（＋），CK7（＋），P63（－），SY（－），SP-A（＋），Ki-67（3%+）。

病理诊断：（左下肺结节）肺微浸润性腺癌（贴壁型约占85%，乳头型约占15%）（图2-40），大小为0.6 cm×0.6 cm×0.5 cm，被膜及手术切缘未见癌累及，周围肺组织间质血管扩张、充血。

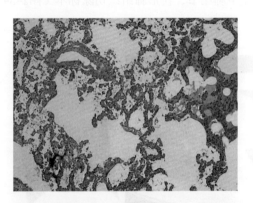

图2-40　病理示：肺微浸润性腺癌，大小为0.6 cm×0.6 cm×0.5 cm

病例14

邱××，女，62岁，因"体检发现右侧肺结节2年"入院。

辅助检查：胸部CT示右肺上叶磨玻璃结节（图2-41）。

既往史：高血压病史10余年，余无特殊。

个人史：无吸烟、饮酒史。

家族史：无特殊。

完善相关检查后未发现明显手术禁忌证，行胸腔镜手术治疗。

影像学特点

结节类型：混合磨玻璃密度结节。

所在肺叶：右肺上叶。

大小：直径为0.89 cm。

边界：清楚。

毛刺征：无。

分叶征：无。

钙化：无。

胸膜凹陷征：无。

血管集束征：无。

空泡征：无。

密度均匀：不均匀。

CT值：-251 Hu。

术中特点

大体所见：右上肺结节，楔形肺切除标本（图2-42），大小为6.2 cm

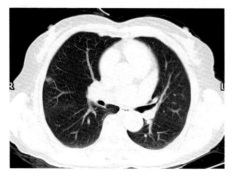

图2-41　胸部CT示：右肺上叶磨玻璃结节

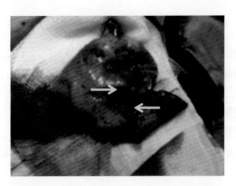

图2-42　术中大体标本：楔形肺切除标本，大小为6.2 cm×4.5 cm×1.6 cm

×4.5 cm×1.6 cm，局部已被临床剖开，剖开处见一结节，直径0.6 cm，紧邻被膜，切面淡棕，灰白，实性，质中，周围肺组织灰红，实性，质软。

病理结果

镜下所见：肺组织，部分区域肺泡腔被覆上皮增生呈鞋钉样，贴壁生长，部分呈乳头状，细胞核增大，核浆比升高，染色深，部分区域间质纤维化。

免疫组织化学结果：CK7（＋），TTF-1（＋），NapsinA（＋），Ki-67（10%＋）。

病理诊断：（右上肺结节）肺微浸润性腺癌（图2-43），贴壁型生长，直径0.6 cm，浸润灶<0.5 cm，癌紧邻肺被膜，吻合钉切缘未见癌累及；周围肺组织部分肺泡间隔增宽，部分间质纤维组织增生，部分肺泡间隔断裂，肺泡腔扩大。

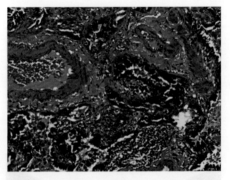

图2-43　病理示：肺微浸润性腺癌，贴壁型生长，直径0.6 cm，浸润灶<0.5 cm

病例15

施××，女，56岁，因"发现肺部结节11个月余"入院。

辅助检查：胸部CT提示右肺下叶前基底段混合密度结节灶且与一血管相连（图2-44）。

既往史：1年前行卵巢囊肿切除术（具体不详），余无特殊。

个人史：无吸烟、饮酒史。

家族史：无特殊。

完善相关检查后无手术禁忌证，行胸腔镜手术治疗。

影像学特征

结节类型：混合磨玻璃结节。

所在肺叶：右肺下叶。

大小：直径为1.32 cm。

边界：清楚。

毛刺征：有。

分叶征：无。

钙化：无。

胸膜凹陷征：无。

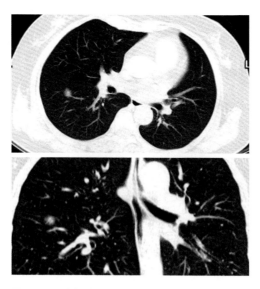

图2-44　胸部CT示：右肺下叶前基底段混合密度结节灶

血管集束征：无。

空泡征：无。

密度均匀：不均匀。

CT值：110 Hu。

术中特征

大体所见：右下肺结节，肺组织一块（图2–45），大小为10.5 cm×3.5 cm ×2 cm，局部见一吻合钉，长10.5 cm，局部已被临床切开，切面距吻合钉0.2 cm，紧邻肺被膜见一模糊结节，大小为1.1 cm×0.8 cm×0.4 cm，切面灰白，实性，质中，周围肺组织灰红，疏松，质软。

病理结果

镜下所见：瘤细胞呈贴壁生长，局灶排列呈不规则腺样，瘤细胞大小不等，异型明显，胞浆粉染，核浓染，间质纤维组织增生，间质淋巴细胞增生明显。

免疫组织化学结果：CK7（＋），TTF-1（＋），NAPSIN-A（＋），Ki-67（5%＋），CD34（血管＋），SMA（血管及肺泡壁＋）；CD20（B淋巴细胞＋），CD3（T淋巴细胞＋），CD5（T淋巴细胞＋），CD10（生发中心＋），CD23（FDC网＋），CYCLIND1（－），CD38（浆细胞＋），CD21（FDC网＋），Ki-67（3%＋）。

病理诊断：（右下肺结节）肺微小浸润性腺癌（图2–46），大小为1.1 cm×

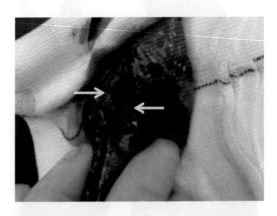

图2–45　术中大体标本：肺组织一块，大小为10.5 cm×3.5 cm×2 cm

0.8 cm×0.4 cm，肺被膜、吻合钉断端均未见癌累及，周围肺组织肺泡间隔增宽，纤维组织增生，肺泡腔扩张、融合，间质淋巴细胞增生明显。

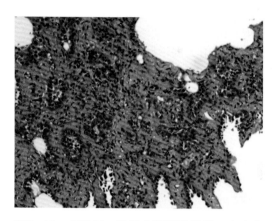

图2-46 病理示：肺微小浸润性腺癌，大小为
1.1 cm×0.8 cm×0.4 cm

病例16

王××，女性，49岁，因"体检发现右下肺占位半个月余"入院。

辅助检查：胸部CT提示右肺下叶背段磨玻璃结节灶（图2-47）。

既往史：15年前胃癌根治术，术后化疗5次（具体不详），余无特殊。

个人史：无吸烟、饮酒史。

家族史：父亲因脑卒中去世，母亲因肺部疾病去世（具体不详）；余无特殊。

完善相关检查后无手术禁忌证，行胸腔镜手术治疗。

影像学特征

结节类型：磨玻璃密度结节。

所在肺叶：右肺下叶。

大小：直径为0.82 cm。

边界：清楚。

毛刺征：有。

分叶征：无。

钙化：无。

胸膜凹陷征：无。

血管集束征：无。

空泡征：无。

密度均匀：较均匀。

CT值：-247 Hu。

术中特征

大体所见：右下肺结节，部分肺组织（图2-48），大小为8.8 cm×8 cm

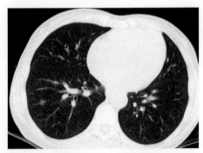

图2-47　胸部CT示：右肺下叶背段磨玻璃结节灶

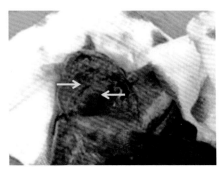

图2-48　术中大体标本：部分肺组织，大小为8.8 cm×8 cm×（2~5.5）cm

×（2~5.5）cm，标本已被临床切开，局部见一灰白区，大小为1 cm×0.8 cm×0.4 cm，切面灰白，实性，质略硬，界不清，周围肺组织灰红，实性，质软。

病理结果

镜下所见：肺组织，部分区域肺泡腔被覆上皮增生呈鞋钉样，贴壁生长，细胞核增大，核浆比升高，伴异型，可见核分裂象；局灶见微小浸润，浸润灶<5 mm。

免疫组织化学结果：CK7（＋），TTF-1（＋），NapsinA（＋），Ki-67（3%＋），SMA（间质细胞＋），CEA（＋）。

病理诊断：（右下肺结节）肺微浸润性腺癌（腺泡型约50%，原位腺癌约50%）（图2-49），病灶大小约为1 cm×0.8 cm×0.4 cm；肺被膜、吻合钉切缘均未见癌累及，周围肺组织间质纤维组织增生，肺泡腔扩张、融合，伴炎细胞浸润。

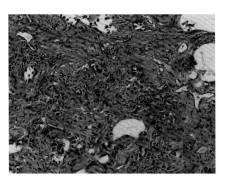

图2-49　病理示：肺微浸润性腺癌，病灶大小约为1 cm×0.8 cm×0.4 cm

病例17

苏××，女，60岁，因"体检发现肺结节1年余"入院。

辅助检查：胸部CT平扫示左上肺混杂密度结节（图2-50），转移癌不排除；肺肿瘤标志物：正常。

既往史：2008年3月行右侧乳腺癌根治术，术后病理示右乳浸润性导管癌，术后于2008年3月27日—2008年7月10日行AT方案化疗6周期，2008年7月开始行他莫昔芬内分泌治疗，2013年6月改依西美坦内分泌治疗至今。子宫肌瘤病史12年。

个人史：无吸烟、饮酒史。

家族史：父母因高血压去世（具体不详），余无特殊。

完善相关检查后无手术禁忌证，行胸腔镜手术治疗。

影像学特征

结节类型：混合磨玻璃密度结节。

所在肺叶：左肺上叶。

大小：直径为1.23 cm。

边界：模糊。

毛刺征：有。

分叶征：无。

钙化：无。

胸膜凹陷征：无。

血管集束征：有。

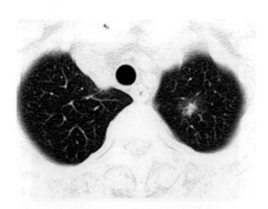

图2-50　胸部CT示：左上肺混杂密度结节，转移癌不排除

空泡征：无。

密度均匀：不均匀。

CT值：71 Hu。

术中特征

大体所见：左上肺结节，楔形肺切除标本（图2-51），大小为7.5 cm ×4.5 cm×2.2 cm，肺被膜面尚光滑，距被膜0.6 cm，距切缘2 cm，可见一大小约 为1.0 cm×0.8 cm×0.7 cm结节，切面淡棕，实性，质中，界欠清，周围肺组织灰 红，实性，质软。

病理结果

镜下所见：肺组织，肿瘤细胞贴壁生长，核大深染，部分呈鞋钉样突向肺 泡腔，间质纤维组织增生。

免疫组织化学结果：CK7（＋），TTF-1（＋），NapsinA（＋），CEA （＋），VIM（－），CD34（血管＋），SMA（－），Ki-67（5%＋）。

病理诊断：（左上肺结节）肺微浸润性腺癌（含贴壁生长为主型50%，腺 泡型50%）（图2-52），大小约为1.0 cm×0.8 cm×0.7 cm，未累及肺被膜及吻合钉 切缘；周围肺组织部分肺泡腔扩张融合，肺泡隔小血管增生。

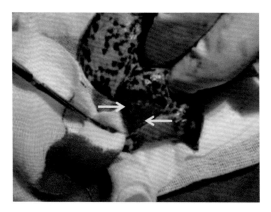

图2-51　术中大体标本：楔形肺切除标本，大小为 7.5 cm×4.5 cm×2.2 cm

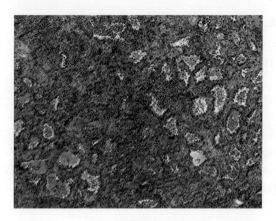

图2-52　病理示：肺微浸润性腺癌，大小约为
1.0 cm×0.8 cm×0.7 cm

病例18

王××，男，65岁，因"体检发现右上肺单发结节1周"入院。

辅助检查：胸部CT示右肺上叶不规则斑片灶（图2-53），恶性待排。

PET/CT示：右肺上叶稍高代谢结节灶，考虑早期肺癌（图2-54）。

既往史：高血压病史5年，余无特殊。

个人史：吸烟史40余年，10支/天，未戒烟；无饮酒史。

家族史：父亲死于脑卒中，母亲死于肺癌，哥哥死于肺癌，余无特殊。

完善相关检查后无手术禁忌证，行胸腔镜手术治疗。

影像学特征

结节类型：混合磨玻璃密度结节。

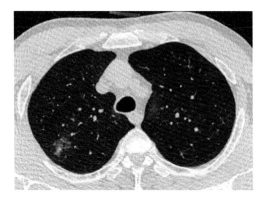

图2-53　胸部CT示：右肺上叶不规则斑片灶，恶性待排

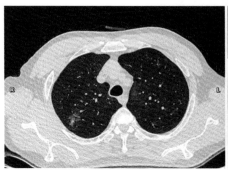
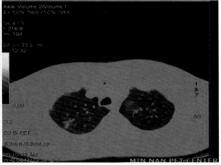

图2-54　PET/CT示：右肺上叶稍高谢结节灶

所在肺叶：右肺上叶。

大小：直径为2.2 cm。

边界：不清。

毛刺征：无。

分叶征：有。

钙化：无。

胸膜凹陷征：无。

血管集束征：无。

空泡征：无。

密度均匀：不均匀。

CT值：127 Hu。

术中特征

大体所见：右上肺占位，肺组织切除标本一份（图2-55），大小约为8 cm×4.5 cm×3 cm，肺被膜光滑，局部已被临床切开，距肺被膜0.3 cm，距吻合钉切缘0.7 cm，见一模糊结节，大小约为1.2 cm×1 cm×0.9 cm，实性，质中，界不清，周围肺组织灰红，疏松，质软。

病理结果

镜下所见：瘤细胞部分呈贴壁生长，部分排列呈不规则腺样，瘤细胞大小不等，异型明显，胞浆粉染，核浓染，间质纤维组织增生，慢性炎细胞浸润。

免疫组织化学结果：CK7（+），SY（-），TTF-1（+），NapsinA（+），

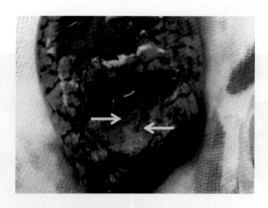

图2-55 术中大体标本：肺组织切除标本一份，大小约为8 cm×4.5 cm×3 cm

Ki-67（5%+），CD34（纤维血管+），SMA（+）。

　　病理诊断：（右上肺占位）肺微浸润性腺癌（图2-56），大小为1.2 cm ×1 cm×0.9 cm，肺被膜及吻合钉切缘均未见肿瘤累及；周围肺组织肺泡间隔增宽，纤维组织增生，肺泡腔扩张、融合，间质炎细胞浸润。

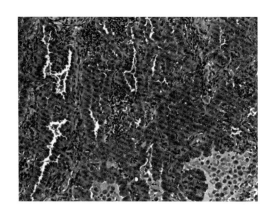

图2-56　病理示：肺微浸润性腺癌，大小为 1.2 cm×1 cm×0.9 cm

病例19

高××，女，36岁，因"体检发现右肺占位4个月余"入院。

辅助检查：胸部CT示右肺上叶尖段胸膜下磨玻璃结节（图2-57），大小约为0.9 cm×1 cm。

既往史：10前剖宫产史；余无特殊。

个人史：无吸烟、饮酒史。

家族史：无特殊。

完善相关检查后无手术禁忌证，行胸腔镜手术治疗。

影像学特征

结节类型：磨玻璃密度结节。

所在肺叶：右肺上叶。

大小：直径为1.02 cm。

边界：清楚。

毛刺征：无。

分叶征：无。

钙化：无。

胸膜凹陷征：有。

血管集束征：有。

空泡征：无。

密度均匀：不均匀。

CT值：−413 Hu。

术中特征

大体所见：右上肺结节，楔形肺组织一块（图2-58），大小为7.5 cm

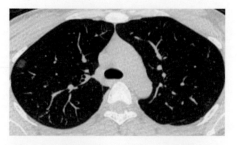

图2-57　胸部CT示：右肺上叶尖段胸膜下磨玻璃结节，大小约为1 cm×0.9 cm

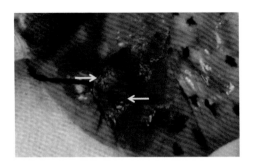

图2-58 术中大体标本：楔形肺组织一块，大
小为7.5 cm×3.5 cm×2 cm

×3.5 cm×2 cm，局部已被临床剖开，紧邻肺被膜，距吻合钉切缘1.5 cm，切面见
一结节，大小为0.6 cm×0.5 cm×0.5 cm，切面淡棕，实性，质硬，周围肺组织淡
粉，实性，质软。

病理结果

镜下所见：肿瘤细胞呈贴壁样生长，核大而浓染，大小不一，极向紊乱，
核分裂象可见，局灶浸润间质；间质促纤维组织反应伴炎细胞浸润。

免疫组织化学结果：TTF-1（＋），Ki-67（5%+），D2-40（部分−），CK7
（＋），CD34（断续+），SMA（间质细胞+）。

病理诊断：（右上肺结节）微小浸润性肺腺癌（图2-59），直径约
0.6 cm。肺被膜及吻合钉切缘未见癌累及，周围肺组织肺泡扩张，间质血管扩
张充血，肺泡腔内见组织细胞浸润。

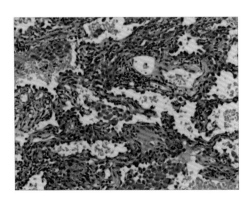

图2-59 病理示：肺微小浸润性腺癌，直径约
为0.6 cm

病例20

周××，男，42岁，因"体检发现左肺结节20多天"入院。

辅助检查：肺HRCT示左上肺尖后段混合磨玻璃结节（LU-RAUS4类）（图2-60）。

既往史：无特殊。

个人史：吸烟10余年，吸烟量15支/天，已戒烟4年。

家族史：无特殊。

完善相关检查后未发现手术禁忌证，行胸腔镜手术治疗。

影像学特征

结节类型：混合磨玻璃密度结节。

所在肺叶：左肺上叶。

大小：直径为1.10 cm。

边界：清楚。

毛刺征：无。

分叶征：有。

钙化：无。

胸膜凹陷征：无。

血管集束征：有。

空泡征：无。

密度均匀：不均匀。

CT值：-254 Hu。

术中特征

大体所见：左上肺结节，肺楔形切除标本（图2-61），大小为8.5 cm

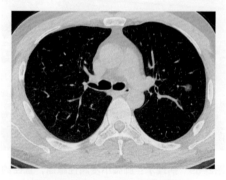

图2-60　肺HRCT示：左上肺结节

×4 cm×2 cm，部分已被剖开，距被膜最近距离1 cm，距吻合钉切缘0.6 cm处可见一灰黑结节，大小为0.9 cm×0.9 cm×0.6 cm，切面灰黑，实性，质中，周围肺组织灰红，实性，质软。

病理结果

镜下所见：肺组织，部分区域肺泡腔被覆上皮增生，细胞呈鞋钉样，贴壁生长，细胞沿肺泡壁呈单层排列，细胞核增大，核浆比升高，染色深，核仁不明显，少许细胞有多形性；可见核分裂象。

免疫组织化学：SY（-），TTF-1（+），NapsinA（+），CK7（+），P40（-），D2-40（-），CD34（-），Ki-67（3%+），SMA（肌纤维增加）。

病理诊断：（左上肺结节）原位腺癌（图2-62），局灶微浸润，大小为0.9 cm×0.9 cm×0.6 cm，局灶伴微小浸润(<5 mm)，吻合钉及被膜均未见癌累及，周围肺间隔增宽，炎细胞浸润。

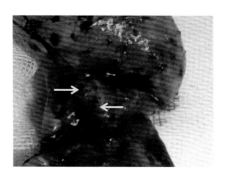

图2-61　术中大体标本：肺楔形切除标本，大小为8.5 cm×4 cm×2 cm

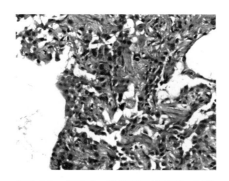

图2-62　病理示：肺微浸润性腺癌，局灶微浸润，大小为0.9 cm×0.9 cm×0.6 cm

病例21

陈××，男，39岁，因"体检发现左多发肺结节1年"入院。

辅助检查：胸部CT示左上肺尖段结节，直径约0.8 cm（图2-63）。

既往史：1年前行肠息肉切除术（具体不详）；余无特殊。

个人史：偶有吸烟，无饮酒史。

家族史：无特殊。

完善相关检查后无手术禁忌证，行胸腔镜手术治疗。

影像学特征

结节类型：混合磨玻璃密度结节。

所在肺叶：左肺上叶。

大小：直径为0.98 cm。

边界：清楚。

毛刺征：无。

分叶征：无。

钙化：无。

胸膜凹陷征：无。

血管集束征：有。

空泡征：无。

密度均匀：不均匀。

CT值：-131 Hu。

术中特征

大体所见：左上肺结节，肺组织一块（图2-64），大小为13 cm×3.5 cm

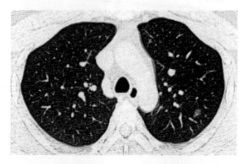

图2-63　胸部CT示：左上肺尖段结节，直径约
0.8 cm

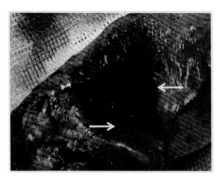

图2-64　术中大体标本：肺组织一块，大小为13 cm×3.5 cm×2 cm

×2 cm，切面距肺被膜0.4 cm，距吻合钉切缘1 cm，见一灰白结节，大小为0.8 cm×0.5 cm×0.5 cm，周围肺灰红，疏松，质软。

病理结果

镜下所见：送检肺组织肺泡腔内上皮细胞均增大，呈柱状，部分呈鞋钉样凸向管腔；细胞胞浆丰富红染，细胞核圆形，卵圆形，深染，核浆比升高；局灶区域考虑伴微小间质浸润，浸润灶小于0.5 cm。

免疫组织化学结果：CK7（+），NapsinA（+），TTF-1（+），SMA（+），CD34（血管+），P53（野生型+），CEA（部分+），D2-40（局灶-），Ki-67（2%+）。

病理诊断：（左上肺结节）微小浸润性腺癌（图2-65），大小为0.8 cm×0.5 cm×0.5 cm，胸膜及切缘未见癌累及。周围肺组织，部分肺泡扩张、融合，间质纤维组织增生，组织细胞及炎细胞浸润。

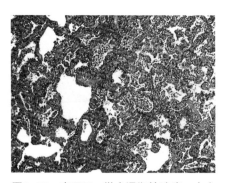

图2-65　病理示：微小浸润性腺癌，大小为0.8 cm×0.5 cm×0.5 cm

病例22

庄××，女性，55岁，因"体检发现右肺多发结节17天"入院。

辅助检查：胸部CT示右肺多发结节灶，其中右肺上叶尖段病变需排除恶性可能（图2-66）。

既往史：高血压病史3年，余无特殊。

个人史：无吸烟、饮酒史。

家族史：高血压家族史，余无特殊。

完善相关检查后无手术禁忌证，行胸腔镜手术治疗。

影像学特征

结节类型：磨玻璃密度结节。

所在肺叶：右肺上叶。

大小：直径为1.32 cm。

边界：不清。

毛刺征：无。

分叶征：无。

钙化：无。

胸膜凹陷征：无。

血管集束征：无。

空泡征：无。

密度均匀：较均匀。

CT值：−126 Hu。

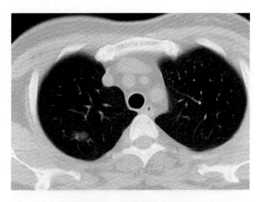

图2-66 胸部CT示：右肺多发结节灶，其中右肺上叶尖段病变需排除恶性可能

术中特征

大体所见：右上肺病变，楔形肺组织一块（图2-67），大小为6 cm×1.3 cm×1 cm，一侧附吻合钉长6 cm，局部已被临床剖开，切面见一结节直径0.4 cm，切面灰白，实性，质中，周围肺组织淡棕，实性，质软。

病理结果

镜下所见：瘤细胞部分呈贴壁生长，部分排列呈不规则腺样，瘤细胞大小不等，异型明显，胞浆粉染，核浓染，间质纤维组织增生，慢性炎细胞浸润。

免疫组织化学结果：CD34（-），SMA（部分+），CK7（+），Ki-67（2%+），P53（少量散+），CEA（+）。

病理诊断：（右上肺病变）原位腺癌（图2-68），局灶微浸润，直径0.5 cm。紧邻吻合钉切缘，肺被膜未见肿瘤累及。

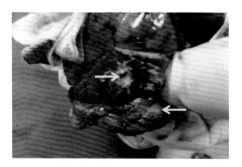

图2-67 术中大体标本：楔形肺组织一块，大小为6 cm×1.3 cm×1 cm

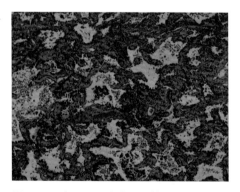

图2-68 病理示：肺微浸润性腺癌，局灶微浸润，直径0.5 cm

病例23

吴××，女，63岁，因"体检发现右上肺尖段结节4年"入院。

辅助检查：胸部CT平扫（图2-69）与2018年1月5日CT比较，双肺间质性改变，右肺尖结节，较前相仿；余较前大致相仿，建议随访，必要时肺结节专科门诊就诊。

既往史：高血压病史10年，余无特殊。

个人史：无吸烟、饮酒史。

家族史：无特殊。

完善相关检查后无手术禁忌证，行胸腔镜手术治疗。

影像学特征

结节类型：混合磨玻璃密度结节。

所在肺叶：右肺上叶。

大小：直径为1.60 cm。

边界：不清。

毛刺征：无。

分叶征：有。

钙化：无。

胸膜凹陷征：无。

血管集束征：无。

空泡征：无。

密度均匀：不均匀。

CT值：-182 Hu。

术中特征

大体所见：右上肺尖段肿物，楔形肺组织一块（图2-70），大小为9 cm

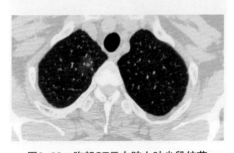

图2-69　胸部CT示右肺上叶尖段结节

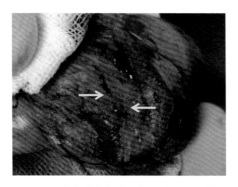

图2-70　术中大体标本：楔形肺组织一块，
大小为9 cm×4.5 cm×3 cm

×4.5 cm×3 cm，肺表面光滑，已被临床部分剖开，剖开处见一淡棕质韧区，大
小为0.8 cm×0.5 cm×0.3 cm，周围肺灰红，质软。

病理结果

镜下所见：肿瘤细胞不规则腺管样排列，部分肺泡腔扩张，被覆上皮增
生，呈鞋钉样，细胞大小不一，排列紧密，胞浆粉染或透亮，核大，异型明
显，染色质浓集，伴坏死，间质纤维组织增生显著伴慢性炎细胞浸润。

免疫组织化学：CK7（＋），TTF-1（＋），SMA（－），CD34（－），Ki-67
（10%+）；D2-40（＋），CD34（血管+），Ki-67（1%+）。

病理诊断：（右上肺尖段肿物）微浸润性腺癌（图2-71），大小为0.8 cm×
0.5 cm×0.3 cm；周围肺组织肺泡间隔增宽，纤维组织增生，肺泡腔扩张、融
合，间质炎细胞浸润。

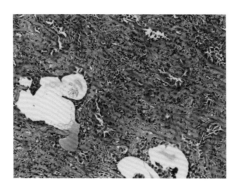

图2-71　病理示：肺微浸润腺癌，大小为
0.8 cm×0.5 cm×0.3 cm

参考文献

[1]　Travis WD, Brambilla E, Burke AP, et al. WHO Classification of Tumours of the Lung, Pleura, Thymus and Heart. 4th ed. lyon: IARC Press, 2015.

[2]　Fridman WH, Dieu-Nosjean MC, Pagès F, et al. The immune microenvironment of human tumors: general significance and clinical impact[J]. Cancer Microenviron, 2013, 6(2): 117-122.

[3]　姜格宁, 陈昶, 朱余明, 等. 上海市肺科医院磨玻璃结节早期肺腺癌的诊疗共识 (第一版)[J]. 中国肺癌杂志, 2018, 21(3): 147-159.

（于修义）

第三章　浸润性腺癌

浸润性腺癌是肺腺癌中的一个组织学亚型，具有以下特点：①组织结构：肺泡壁结构破坏、出现重建（出现伏壁以外的形态：腺泡、乳头、实体和微乳头；间质肌纤维母细胞反应；脉管、胸膜侵犯；气道播散；肿瘤性坏死）；②细胞密度：肿瘤细胞拥挤重叠并成簇或成堆向腔内生长；③细胞形态：细胞核增大，淡染，可见核仁或染色质粗糙、呈凝块状，细胞质丰富、嗜酸性，细胞高度明显增加（大于细支气管的正常柱状上皮细胞的高度）；④间质浸润：间质中出现单个、条索状、巢状癌细胞，伴肌纤维母细胞反应，间质中出现杂乱无章或小而不规则、成角的腺泡，伴肌纤维母细胞反应；⑤免疫组织化学：CD34可显示正常肺泡壁结构，肺泡壁结构破坏时CD34表达不同程度缺失，CathepsinK可反映间质重塑，浸润性成分的间质CathepsinK呈阳性表达。

一、浸润性腺癌分型

浸润性腺癌主要分为贴壁为主型、腺泡为主型、乳头为主型、微乳头为主型和实性为主型伴黏液产生共5个亚型。

1. 贴壁为主型（lepidic predominant adenocarcinoma，LPA）：肿瘤主体成分与AIS和MIA形态学相类似，但至少一个视野下出现浸润成分最大径>5 mm。如果肿瘤累及血管、淋巴管或胸膜，或出现坏死成分，则直接诊断LPA。LPA专指非黏液性腺癌，因此LPA不能用来诊断"伴贴壁生长为主的浸润性黏液腺癌"。Ⅰ期LPA 5年无复发生存率可达90%。

2. 腺泡为主型（acinar predominant adenocarcinoma，APA）：主要由具有中心管腔的圆形（或卵圆形）腺体构成。其细胞质和管腔内可含有黏液。AIS或者MIA若出现间质胶原化时可能与腺泡结构难以鉴别，但如果出现肺泡结构消失和（或）肌纤维母细胞性间质，则支持APA诊断。值得注意的是，新分类将具有筛状结构的腺癌归类为腺泡为主型腺癌。

3.乳头为主型（papillary predominant adenocarinoma，PPA）：主要由具有纤维血管轴心的分支乳头构成。如果呈贴壁生长，但其肺泡腔内充满乳头结构，此时应该将肿瘤归类为APA，在这种情况下肌纤维母细胞间质不是诊断的必要条件。

4.微乳头为主型（micropapillary predomanant adenocarcinoma，MPA）：肿瘤主体由无纤维血管轴心的乳头状细胞簇构成，"漂浮"在肺泡腔内。细胞小，呈立方形，具有轻度异形性。常有血管和间质侵犯，可见砂粒体。即使早期诊断，MPA仍预后不良。Ⅰ期患者5年无病生存率仅为67%。

5.实性为主型伴黏液产生（solid predominant adenocarcinoma with mucin production）：主要由片状多角型细胞组成，呈100%实性生长，缺乏可辨认的形态学结构（如腺泡、乳头、微乳头或贴壁生长）。每2个高倍视野中有1个视野至少有5个肿瘤细胞含有黏液，可通过阿利新蓝–过碘酸雪夫氏（alcian blue-periodic acid schiff，AB/PAS）组织化学染色证实。需与鳞癌和大细胞癌鉴别，后两者罕见胞质内黏液。

二、浸润性腺癌变型（Invasive pulomonary adenocarcinoma varient）

1.浸润性黏液腺癌：由杯状细胞或柱状细胞组成，异型性不明显，肺泡腔充满黏液。形态学表现为贴壁生长、腺泡、乳头、微乳头以及实性结构的混合型生长，肿瘤侵犯间质时常显示黏液减少和异型性增加。与AIS和MIA的区别有：①肿瘤直径>3 cm，浸润灶直径>0.5 cm；②常呈多中心起源且界限不清，伴周围组织气管内播散。混合性黏液性和非黏液性腺癌相当罕见，诊断标准是黏液性和非黏液性结构均超过10%。浸润性黏液腺癌在形态学上常与伴有黏液产生的、缺乏杯状或柱状细胞的腺癌相似，当光镜下或黏液染色证实有黏液产生但比例又达不到10%时，仍然按照浸润性腺癌的标准进行分类，但必须标明黏液产生，如描述为"实体为主型腺癌伴黏液产生"。

2.胶样腺癌（colloid adenocarcinoma）：将极为罕见的黏液性囊腺癌归类为胶样腺癌，常合并其他组织学类型。当肿瘤形态学表现为胶样癌为主并伴有其他组织学成分时，仍需按照"5%递增"的方法记录其他组织学类型。

3.胎儿型腺癌（fetal adenocarcinoma）：多见于年轻患者，形态学表现为富于糖原的、缺乏纤毛细胞组成的小管而形成的腺样结构，核下空泡具有特征性，腺腔内可见桑椹体。多数表现为低级别，预后较好，少数表现为高级别。当胎儿型腺癌混合其他成分时，仍需按照"5%递增"的方法进行分类。β-catenin基因突变可能在胎儿型肺癌发病机制中起重要作用，免疫组织化学染色能够检测到肿瘤上皮细胞异常表达β-catenin基因，提示Wnt信号传导通路中β-catenin表达上调在低分化胎儿型腺癌和双向分化肺母细胞瘤的发病中具有重要作用。

4. 肠型腺癌（intestinal adenocarcinoma）：由腺样和（或）乳头样结构构成，可出现筛状结构，肿瘤细胞呈高柱状假复层排列，内可见坏死及核碎片，分化差时实性成分更多，当此类肿瘤成分超过50%即可诊断。肠型腺癌是浸润性腺癌的一种独立变型，其具有结肠腺癌的一些形态学和免疫组织化学特征，至少表达1种分化标记（CD2、CK20或MUC2），半数病例表达TTF-1、CK7呈一致性表达。当形态学与结直肠腺癌相似而免疫组织化学不表达肠型分化标记的肺原发性腺癌，使用"肺腺癌伴肠形态学特征"比"肺腺癌伴肠型分化"这一术语更加合适。

本组浸润性腺癌具有以下影像学特点，多以结节为主要表现，其中仅有1例直径约1.5 cm的结节表现为纯磨玻璃结节，37.1%表现为混合型结节，其余均为实性结节，瘤体边缘常见分叶、毛刺征、胸膜凹陷征和血管集束征等，瘤体内易见空泡影。本组结节中有97.3%出现毛刺征，64.7%出现分叶征，32.3%出现胸膜凹陷，52.9%出现血管集束，23.5%出现空泡，70.6%密度不均。与AAH、AIS及MIA等相比较，浸润性腺癌更多表现为实性结节，或者混合型结节含有较多实性成分，分析认为这跟它们的组织学特点相关。

浸润性腺癌也有伏壁生长，所以部分可以呈现为磨玻璃结节形态；但亦存在肺泡壁结构破坏、出现重建、腺泡、乳头、实体和微乳头；间质肌纤维母细胞反应；脉管、胸膜侵犯；肿瘤性坏死等情况，所以也会表现为实性结节或者磨玻璃结节中的实性成分。随着肿瘤不断进展，肺泡壁结构破坏，肺泡内会被肿瘤细胞、碎屑、坏死成分等填满，亦会在影像学中表现为实性成分不断增加。

如图3-1所示：该肺结节分3种成分，其中黑色成分并非癌组织，而是碳末沉着；白色灰白色呈鱼肉样组织为癌，且多数已达到微浸润腺癌或浸润性腺癌的程度；介于白色与肺组织之间的成分，多表现为AAH、AIS等。

根据前述肿瘤的发生发展过程，在影像学检查中也可看到类似表现，例如图3-2。

充分认识上述过程及特点，将大大提高我们术前CT诊断的准确率，以更加合理地安排患者的诊疗过程。

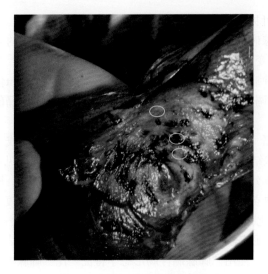

图3-1　具有三种成分的肺结节

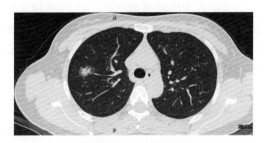

图3-2　周边呈磨玻璃改变，提示肿瘤细胞伏壁
生长，中间呈实性改变，提示部分肺泡结构坍
塌、破坏，出现重建、腺泡、乳头、实体和微乳
头；间质肌纤维母细胞反应；脉管、胸膜侵犯；
肿瘤性坏死等情况

病例1

蔡××，女，59岁，因"发现肺部左上叶占位3周"入院。

辅助检查：胸部CT示左肺上叶尖后段可见混合磨玻璃结节，直径约1.41 cm（图3-3）；PET/CT示：左上肺尖后段胸膜下亚实性结节，直径约1.1 cm，代谢稍高于肺本底代谢，考虑早期肺癌可能（MIA？）（图3-4）。肿瘤标志物：CA724：9.39↑U/mL；余正常。

既往史：无特殊。

个人史：无吸烟、饮酒史。

家族史：母亲死于肝胆系统疾病（具体不详）；父亲死于肺疾病（具体不

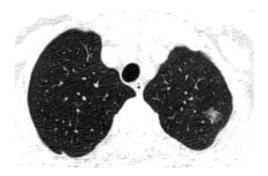

图3-3 胸部CT示：左肺上叶尖后段可见混合磨玻璃结节，直径约1.41 cm

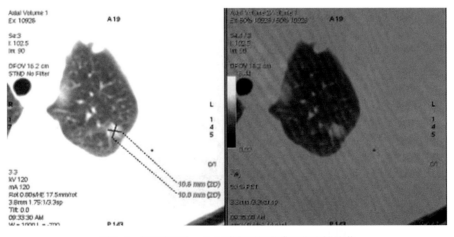

图3-4 PET/CT示：左上肺尖后段胸膜下亚实性结节

详）；余无特殊。

完善相关检查后无手术禁忌证，行胸腔镜手术治疗。

影像学特征

结节类型：混合磨玻璃密度结节。

所在肺叶：左肺上叶。

大小：直径为1.3 cm。

边界：清楚。

毛刺征：无。

分叶征：有。

钙化：无。

胸膜凹陷征：无。

血管集束征：无。

空泡征：有。

密度均匀：不均匀。

CT值：69 Hu。

术中特征

大体所见：左上肺肿物，肺组织一块（图3-5），大小为7 cm×2.5 cm×2 cm，局部已被临床剖开，切面见一淡棕结节，大小为0.9 cm×0.8 cm×0.5 cm，实性，质稍硬，界不清。

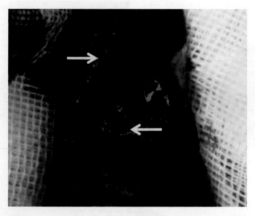

图3-5　术中大体标本：肺组织一块，大小为
7 cm×2.5 cm×2 cm

病理结果

镜下所见：瘤细胞呈贴壁生长，局灶排列呈不规则腺样，瘤细胞大小不等，异型明显，胞浆粉染，核浓染，间质纤维组织增生，间质淋巴细胞增生明显。

免疫组织化学结果：CK7（＋），CK20（－），TTF-1（＋），NapinA（＋），SY（－），CD34（脉管＋），SMA（－），Ki-67（10%＋），P40（－）。

病理诊断：（左上肺肿物）肺浸润性腺癌（腺泡型50%，贴壁型约占50%）（图3-6），大小为0.9 cm×0.8 cm×0.5 cm，肺被膜，吻合钉断端未见癌累及，周围肺组织肺泡间隔增宽，肺泡腔扩张、融合，支气管血管周围较多粉尘颗粒沉着，间质淋巴细胞增生明显，并见不典型腺瘤样增生病灶1个，大小约0.1 cm×0.1 cm。

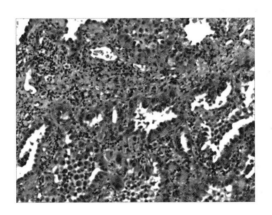

图3-6 病理示：肺浸润性腺癌，大小为0.9 cm×0.8 cm×0.5 cm

病例2

杜××，男，52岁，因"体检发现右上肺多发结节1年"入院。

辅助检查：胸部CT示右上肺叶多发结节，最大直径分别为1.8 cm和0.6 cm；恶性可能性大（图3-7）。

既往史：无特殊。

个人史：无吸烟、饮酒史。

家族史：无特殊。

完善相关检查后无手术禁忌证，行胸腔镜手术治疗。

影像学特征

结节类型：纯磨玻璃密度结节。

所在肺叶：右肺上叶。

大小：直径为2.5 cm。

边界：不清。

毛刺征：有。

分叶征：无。

钙化：无。

胸膜凹陷征：无。

血管集束征：无。

空泡征：无。

密度均匀：不均匀。

CT值：-415 Hu。

术中特征

大体所见：右肺上叶（二处）结节，肺叶切除标本（图3-8），大小为

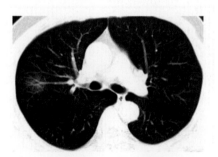

图3-7　胸部CT示：右上肺叶多发结节，最大直径分别为1.8 cm和0.6 cm

112

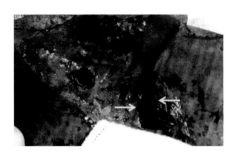

图3-8 术中大体标本：肺叶切除标本，大
小为16.5 cm×7 cm×2 cm

16.5 cm×7 cm×2 cm，局部已被临床剖开，剖开处见灰白质硬区，质硬区大小为
1.8 cm×1.5 cm×1 cm，位于肺被膜下，周围肺组织灰红，实性，质中，局灶见灰
白结节直径约0.6 cm，质中。

病理结果

镜下所见：肺组织，部分区域肺泡腔被覆上皮增生，细胞呈鞋钉样，贴
壁生长，细胞沿肺泡壁呈单层排列，细胞核增大，核浆比升高，染色深，核仁
明显。

病理诊断：（右肺上叶）病灶1：范围约为1.8 cm×1.5 cm×1 cm，浸润性腺
癌（约占35%，腺泡型）（图3-9），周围为不典型腺瘤样增生（AAH）及原
位腺癌。

病灶2：不典型腺瘤样增生（AAH），直径约为0.6 cm；癌紧邻肺被膜，周
围肺组织部分肺泡扩张、断裂、融合，灶性间质纤维组织增生，支气管断端未
见癌累及。支气管周淋巴结（0/2枚）未见癌转移。

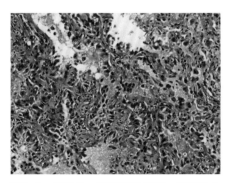

图3-9 病理示：肺浸润性腺癌，范围约为
1.8 cm×1.5 cm×1 cm

病例3

　　林××，女，50岁，因"发现右上肺结节1周"入院。

　　辅助检查：胸部CT示右肺尖亚实性结节灶，大小约为1.4 cm×1.2 cm，边缘局部不光整（图3-10）。肿瘤标志物：正常。

　　既往史：无特殊。

　　个人史：无吸烟、饮酒史。

　　家族史：无特殊。

　　完善相关检查后无手术禁忌证，行胸腔镜手术治疗。

影像学特征

　　结节类型：混合磨玻璃密度结节。

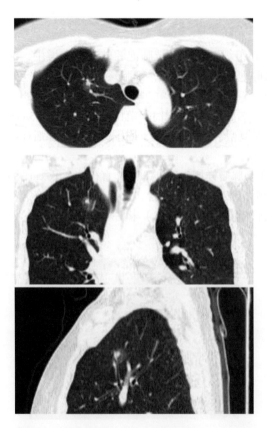

图3-10　胸部CT示：右肺尖亚实性结节灶，大小约为1.4 cm×1.2 cm

所在肺叶：右肺上叶。

大小：直径为1.03 cm。

边界：不清楚。

毛刺征：无。

分叶征：无。

钙化：无。

胸膜凹陷征：无。

血管集束征：无。

空泡征：无。

密度均匀：不均匀。

CT值：218 Hu。

术中特征

大体所见：右上肺结节，肺楔形切除标本（图3-11），大小为9.5 cm×2.6 cm×2.1 cm，已被剖开，剖开处见淡棕结节一个，大小为1 cm×0.9 cm×0.7 cm，切面淡棕，实性，质硬，界不清。周围肺组织灰红，实性，质软。

病理结果

镜下所见：瘤细胞沿肺泡壁排列，瘤细胞大小不一，胞浆较丰富，核大而深染，间质纤维结缔组织增生，周围肺组织部分间隔纤维组织增生，间质慢性炎细胞浸润。

免疫组织化学结果：TTF-1（＋），NapsinA（＋），CK7（＋），CK5/6

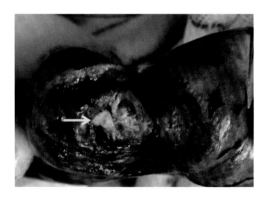

图3-11　术中大体标本：肺楔形切除标本，大小为9.5 cm×2.6 cm×2.1 cm

（-），P40（-），SY（-），Ki-67（20%+），VIM（-）。

病理诊断：（右上肺结节）浸润肺腺癌（腺泡型70%，贴壁型30%）（图3-12），大小约为1 cm×0.9 cm×0.7 cm，癌紧贴吻合钉内切缘，肺被膜未见癌累及。

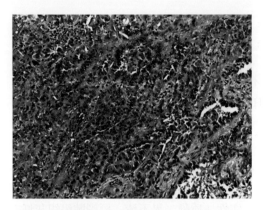

图3-12　病理示：肺浸润性腺癌，大小约为1 cm×0.9 cm×0.7 cm

病例4

王××，男，41岁，因"体检发现右肺结节3个月"入院。

辅助检查：胸部CT示右上肺后段结节伴空洞，最大直径约1.1 cm；恶性待排（图3–13）。肿瘤标志物：正常。

既往史：无特殊。

个人史：无吸烟、饮酒史。

家族史：无特殊。

完善相关检查后无手术禁忌证，行胸腔镜手术治疗。

影像学特征

结节类型：实性结节。

所在肺叶：右肺上叶。

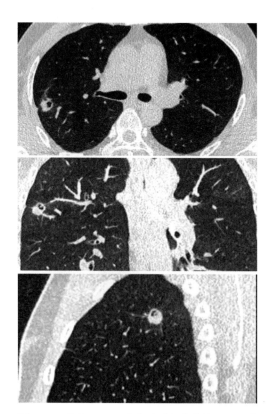

图3–13　胸部CT示：右上肺后段结节伴空洞，最大直径约1.1 cm

大小：直径为1.42 cm。

边界：清楚。

毛刺征：有。

分叶征：有。

钙化：无。

胸膜凹陷征：有。

血管集束征：无。

空泡征：有。

密度均匀：不均匀。

CT值：221 Hu。

术中特征

大体所见：右上肺，部分肺叶切除标本（图3-14），大小为10 cm ×6.5 cm×4 cm，支气管断端直径1.2 cm，已被临床剖开，切面见大小为1 cm×1 cm ×0.8 cm灰白结节，实性，质中，界不清。

病理结果

镜下所见：瘤细胞沿肺泡壁排列，瘤细胞大小不一，胞浆较丰富，核大而深染。

病理诊断：（右上肺结节）肺腺癌（图3-15），贴壁生长为主，大小为 1 cm×1 cm×0.8 cm。肺组织肺泡塌陷，间质纤维组织增生伴碳末沉积；血管扩张、充血；支气管断端、血管断端及吻合钉切缘未见癌累及。

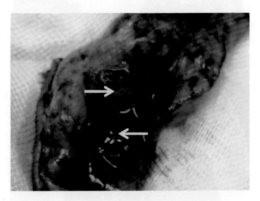

图3-14　术中大体标本：部分肺叶切除标本，大小为10 cm×6.5 cm×4 cm

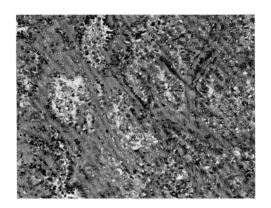

图3-15 病理示：肺浸润性腺癌，贴壁生长为主，大小为1 cm×1 cm×0.8 cm

病例5

吴××，男，53岁，因"体检发现右上肺占位1个月余"入院。

辅助检查：胸部CT平扫示右肺上叶肿物，具有恶性特征（图3-16）。

既往史：无特殊。

个人史：无吸烟、饮酒史。

家族史：无肿瘤家族病史。

完善相关检查后无手术禁忌证，行胸腔镜手术治疗。

影像学特征

结节类型：实性结节。

所在肺叶：右肺上叶。

大小：直径为1.85 cm。

边界：清楚。

毛刺征：有。

分叶征：有。

钙化：无。

胸膜凹陷征：有。

血管集束征：有。

空泡征：有。

密度均匀：不均匀。

CT值：294 Hu。

术中特征

大体所见：右上肺结节，楔形肺组织一块（图3-17），大小为6 cm

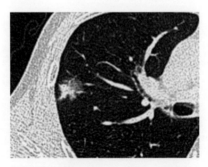

图3-16　胸部CT示：右肺上叶肿物，具有恶性特征

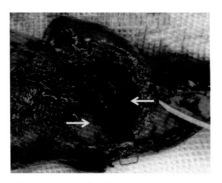

图3-17 术中大体标本：楔形肺组织一
块，大小为6 cm×4 cm×1.5 cm

×4 cm×1.5 cm，局部已被临床剖开，切面见一淡棕结节，大小为2 cm×1.3 cm
×1 cm，紧邻被膜，切面淡棕，实性，质中，界欠清。

病理结果

镜下所见：瘤细胞呈不规则腺管状排列，浸润性生长，细胞大小不一，排
列紧密，胞浆粉染，核大，异型明显，染色质浓集，间质纤维组织增生显著伴
慢性炎细胞浸润。

免疫组织化学结果：CK7（＋），TTF-1（＋），NaspinA（＋），P40
（－），CD34（－），SMA（－），Ki-67（30%＋）特殊染色结果：弹力纤维染
色（脏层胸膜弹力层破坏）。

病理诊断：（右上肺结节）浸润性腺癌（腺泡型约50%，贴壁型40%，乳
头型10%）（图3-18），大小为2 cm×1.3 cm×1 cm，癌累及脏层胸膜；吻合口断
端未见癌累及。

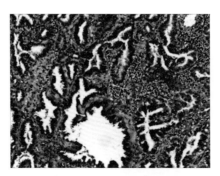

图3-18 病理示：肺浸润性腺癌，大小
为2 cm×1.3 cm×1 cm

病例6

郑××，男，68岁，因"体检发现右肺占位性病变1个月"入院。

辅助检查：胸部CT示①食管癌术后病例：左侧胸腔胃，吻合口较狭窄，壁增厚。②右肺上叶后段近斜裂结节（图3-19），并毛糙，MT待除。③双肺间质改变，左肺少量慢性炎症。④双肺气肿；左第6肋骨大部缺失。⑤胸主动脉钙化；肝内多发小囊肿可能。

既往史：18年前于我院行食管癌根治术，术后情况良好。余无特殊。

个人史：有吸烟史30年，20支/天，戒烟3年，无饮酒史。

家族史：无肿瘤家族病史。

完善相关检查后无手术禁忌证，行胸腔镜手术治疗。

影像学特征

结节类型：实性结节。

所在肺叶：右肺上叶。

大小：直径为1.15 cm。

边界：清楚。

毛刺征：有。

分叶征：无。

钙化：无。

胸膜凹陷征：无。

血管集束征：无。

空泡征：无。

密度均匀：均匀。

CT值：65 Hu。

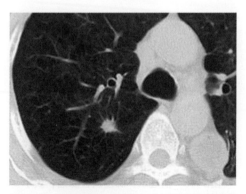

图3-19　胸部CT示：右肺上叶后段近斜裂结节

术中特征

　　大体所见：右上肺肿物，楔形肺叶切除标本一份（图3-20），大小为6.5 cm×3 cm×2 cm，紧邻烧灼切缘，于被膜下可见结节1个，大小为0.7 cm×0.6 cm×0.6 cm，切面灰白灰黄，实性，质稍硬，似有钙化，周围肺组织灰红，实性，质软。

病理结果

　　免疫组织化学结果：TTF-1（＋），CK7（＋），NapsinA（＋），P63（－），SY（弱+），Ki-67（60%+），CGA（－），Sall4（－），Glypican-3（灶弱+）。

　　特殊染色结果：弹力纤维（＋），RF（＋）。

　　病理诊断：（右肺上叶结节）浸润型腺癌（腺泡型90%，实体型10%）（图3-21），伴神经内分泌分化，大小为0.7 cm×0.6 cm×0.6 cm。

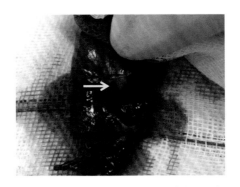

图3-20　术中大体标本：楔形肺叶切除标本一份，大小为6.5 cm×3 cm×2 cm

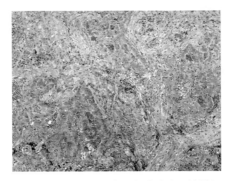

图3-21　病理示：肺浸润型腺癌，伴神经内分泌分化，大小为0.7 cm×0.6 cm×0.6 cm

病例7

施××，女，56岁，因"体检发现右肺结节2天余"入院。

辅助检查：胸部CT示右肺上叶前段结节，性质待定（图3-22）。

既往史：无特殊。

个人史：无吸烟、饮酒史。

家族史：父亲食管癌，已逝。无其他肿瘤家族病史。

完善相关检查后无手术禁忌证，行胸腔镜手术治疗。

影像学特征

结节类型：实性结节。

所在肺叶：右肺上叶。

大小：直径为1.55 cm。

边界：清楚。

毛刺征：有。

分叶征：有。

钙化：无。

胸膜凹陷征：无。

血管集束征：有。

空泡征：无。

密度均匀：不均匀。

CT值：62 Hu。

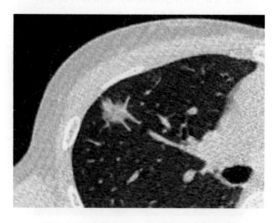

图3-22 胸部CT示：右肺上叶前段结节

术中特征

大体所见：右上肺结节，楔形肺组织一块（图3-23），大小为4.5 cm×2 cm×0.8 cm，临床局部已剖开，切面见一淡棕结节，大小为1.2 cm×0.8 cm×0.6 cm，切面实性，质中，紧邻胸膜及吻合钉切缘，周围肺组织灰红，实性，质软。

病理结果

镜下所见：肿瘤细胞不规则腺管样排列，细胞大小不一，排列紧密，胞浆粉染或透亮，核大，异型明显，染色质浓集，局灶伴间质浸润，浸润灶>0.5 cm，间质纤维组织增生显著伴慢性炎细胞浸润。

免疫组织化学结果：CK7（＋），TTF-1（＋），NapsinA（＋），CD34（+/局灶-），SMA（+/局灶-），D2-40（DAKO）（－），Ki-67（10%+）；特殊染色结果：弹力纤维（＋）。

病理诊断：（右上肺占位）浸润性腺癌（腺泡型30%，贴壁型70%）（图3-24），大小为1.2 cm×0.8 cm×0.6 cm，癌紧邻、未浸润被膜，吻合钉断端未见癌累及；周围肺泡腔扩张，伴出血，间隔纤维组织增生，伴少量炎细胞浸润。

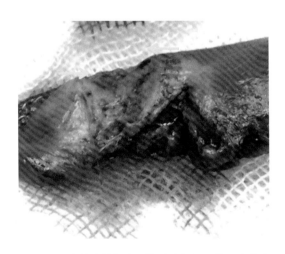

图3-23 术中大体标本：楔形肺组织一块，大小为4.5 cm×2 cm×0.8 cm

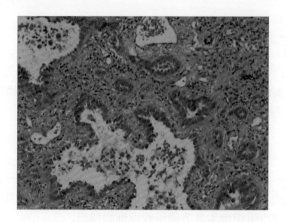

图3-24　病理示：肺浸润性腺癌，大小为1.2 cm ×0.8 cm×0.6 cm

病例8

杨××，女，43岁，因"体检发现左下肺小结节1个月余"入院。

辅助检查：胸部CT示左肺下叶结节，性质待定（图3-25）。

既往史：无特殊。

个人史：无吸烟、饮酒史。

家族史：无肿瘤家族病史。

完善相关检查后无手术禁忌证，行胸腔镜手术治疗。

影像学特征

结节类型：实性结节。

所在肺叶：左肺下叶。

大小：直径为0.88 cm。

边界：清楚。

毛刺征：有。

分叶征：无。

钙化：无。

胸膜凹陷征：无。

血管集束征：无。

空泡征：有。

密度均匀：不均匀。

CT值：276 Hu。

术中特征

大体所见：左下肺结节，肺楔形切除标本（图3-26），大小为7.3 cm

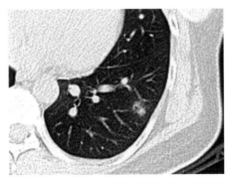

图3-25　胸部CT示：左肺下叶结节，性质待定

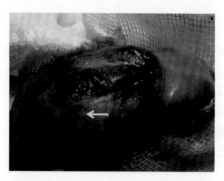

图3-26　术中大体标本：肺楔形切除标本，大小为7.3 cm×4 cm×2.5 cm

×4 cm×2.5 cm，距吻合钉1 cm，见一手术切口，长3 cm，其下见直径0.6 cm淡棕区域，界限欠清，实性，质软，距被膜0.2 cm。

病理结果

镜下所见：肺浸润性腺癌，瘤细胞沿着肺泡壁生长或排列成腺泡状，瘤细胞大小不一，胞浆较丰富，核大而深染，形态各异，排列紊乱，可见核分裂象，间质纤维结缔组织增生，周围肺组织部分间隔纤维组织增生，间质血管扩张出血。

免疫组织化学结果：TTF-1（＋），NapsinA（＋），CK5/6（－），P63（－），Ki-67（3%＋），CEA（－），D2-40（－）。

病理诊断：（左下肺结节）肺浸润性腺癌（60%贴壁亚型，40%腺泡型）（图3-27），直径0.6 cm，肺胸膜及手术切端未见癌累及，周围部分肺泡上皮增生。

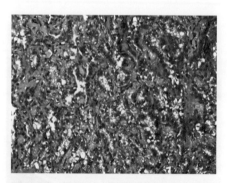

图3-27　病理示：肺浸润性腺癌，直径0.6 cm

病例9

彭××，女，65岁，因"查体发现右肺下叶肿物2天"入院。

辅助检查：胸部CT示右肺下叶磨玻璃结节，性质待定（图3-28）。

既往史：17年前因甲状腺良性结节行手术治疗，余无特殊。

个人史：无吸烟、饮酒史。

家族史：无肿瘤家族病史。

完善相关检查后无手术禁忌证，行胸腔镜手术治疗。

影像学特征

结节类型：实性结节。

所在肺叶：右肺下叶。

大小：直径为2.5 cm。

边界：清楚。

毛刺征：有。

分叶征：有。

钙化：无。

胸膜凹陷征：无。

血管集束征：有。

空泡征：有。

密度均匀：不均匀。

CT值：159 Hu。

术中特征

大体所见：右下肺肿物，肺组织切除标本（图3-29），大小为8.5 cm

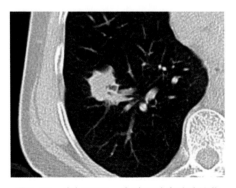

图3-28　胸部CT示：右肺下叶磨玻璃结节

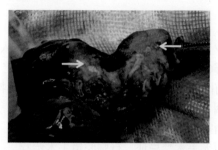

图3-29　术中大体标本：肺组织切除标本，大小为8.5 cm×7.5 cm×2.5 cm

×7.5 cm×2.5 cm，肺被膜尚光滑，局部略粗糙，已被临床剖开，切面见一结节，肿物大小为2.3 cm×1.4 cm×2.3 cm，切面灰白，实性，质硬，界不清。

病理结果

镜下所见：肿瘤细胞呈不规则腺泡样、乳头状排列，细胞大小不一，排列紧密，胞浆粉染，核大，异型明显，染色质浓集，周围肺组织肺泡腔扩张，血管充血、出血。

免疫组织化学结果：CK7（＋），NapsinA（＋），TTF-1（＋），SY（－），CK5/6（－），P63（－），P40（－），D2-40（部分－），Ki-67（15%＋）。

特殊染色结果：弹力纤维（＋）。

病理诊断：（右下肺肿物）肺浸润性腺癌（腺泡型95%，乳头型5%）（图3-30），大小为2.3 cm×2.3 cm×1.4 cm，肿瘤累及肺胸膜，并突破肺膜；周围肺组织肺泡腔扩张，肺泡间隔纤维化增宽，血管扩张、充血。吻合钉切缘紧邻癌组织。

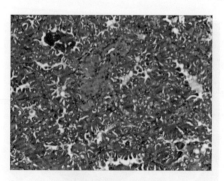

图3-30　病理示：肺浸润性腺癌，大小为2.3 cm×2.3 cm×1.4 cm

病例10

杨××，女，46岁，因"体检发现左下肺结节1年余"入院。

辅助检查：胸部CT示左下肺结节（图3-31）；随访。1年后复查胸部CT示：左肺下叶结节较前明显增大。

既往史：无特殊。

个人史：吸烟15年，20支/天，无饮酒史。

家族史：无肿瘤家族病史。

完善相关检查后无手术禁忌证，行胸腔镜手术治疗。

影像学特征

结节类型：混合磨玻璃密度结节。

所在肺叶：左肺下叶。

大小：直径为1.55 cm。

边界：清楚。

毛刺征：有。

分叶征：有。

钙化：无。

胸膜凹陷征：有。

血管集束征：有。

空泡征：有。

密度均匀：不均匀。

CT值：-382 Hu。

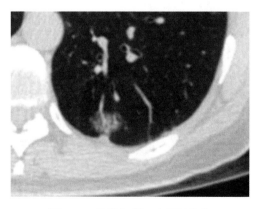

图3-31　胸部CT示：左下肺结节

术中特征

大体所见：标本类型，肺叶切除（图3-32）。

肿瘤所在位置：左肺下叶。

肿瘤大体类型：周围型。

肿瘤大小：2.0 cm×1.5 cm×0.6 cm。

病理结果

免疫组织化学结果：TTF-1（＋），NapsinA（＋），CK7（＋），P40（－），Ki-67（15%＋），SMA（局灶+），CD34（脉管+），D2-40（肿瘤间质–）。

病理诊断：2015年WHO组织学分类，腺癌（附壁生长型腺癌80%，腺泡状腺癌20%）（图3-33）。

脉管内癌栓：无。

神经侵犯：无。

段、叶支气管：未累及。

支气管切端：未累及。

血管断端：未累及。

周围肺组织情况：周围肺部分区域肺泡塌陷，间质纤维组织增生伴慢性炎细胞浸润。

肿瘤未侵及脏层胸膜。

淋巴结转移情况：支气管旁淋巴结（0/3枚）未见癌转移。

病理分期：pT1aN0Mx。

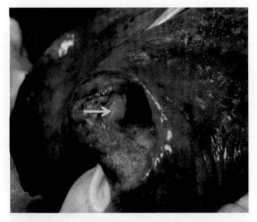

图3-32 术中大体标本：肺叶切除，肿瘤大小为 2.0 cm×1.5 cm×0.6 cm

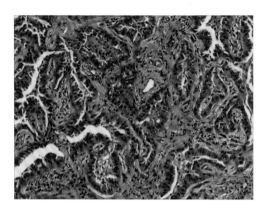

图3-33　病理示：肺浸润性腺癌，附壁生长型腺
癌80%，腺泡状腺癌20%

病例11

管××，女，55岁，因"活动后气喘、呼吸困难3个月余"入院。

辅助检查：胸部CT平扫示左肺上叶前段处不规则亚实性结节，内支气管不规则改变（图3-34）。

既往史：10余年前有2次右侧气胸病史，给予胸腔闭式引流等保守治疗后好转。平素体健，否认高血压，否认冠心病。

个人史：无吸烟、饮酒史。

家族史：无癌症家族史。

完善相关检查后无手术禁忌证，行胸腔镜手术治疗。

影像学特征

结节类型：混合磨玻璃密度结节。

所在肺叶：左肺上叶。

大小：直径为2.29 cm。

边界：清楚。

毛刺征：有。

分叶征：无。

钙化：无。

胸膜凹陷征：无。

血管集束征：有。

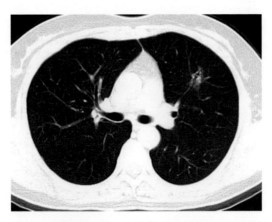

图3-34　胸部CT示：左肺上叶前段见磨玻璃结节影，密度不均

空泡征：无。

密度均匀：不均匀。

CT值：-340 Hu。

术中特征

大体所见：左上肺肿瘤，肺叶切除标本一份（图3-35），大小为17 cm×8 cm×2 cm，一处已被临床剖开，剖开处见一肿物，大小为1.2 cm×1 cm×0.5 cm，肿物距肺被膜约0.6 cm，切面灰褐，实性，质中，界不清。

病理结果

镜下所见：肺组织内见肿瘤细胞贴壁样生长，瘤细胞大小一致，胞浆较丰富、红染，核大而深染，形态各异，排列紊乱，可见核分裂象，部分肺泡腔塌陷，局灶间质纤维显著增生。

免疫组织化学结果：CK7（+），TTF-1（+），NapsinA（+），SMA（+），CD34（+），D2-40（-），Ki-67（10%+），SY（-）。

病理诊断：（左上肺肿瘤）肺浸润性腺癌（乳头型约占50%，腺泡型约占20%，贴壁型约占30%）（图3-36），大小为1.2 cm×1 cm×0.5 cm，累及肺内细支气管壁。肺手术切缘、肺被膜及支气管切缘均未见癌累及。周围淋巴结（0/1枚）未见癌转移。

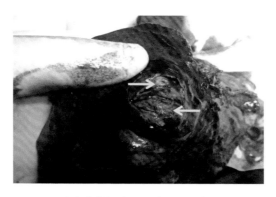

图3-35　术中大体标本：肺叶切除标本一份，大小为17 cm×8 cm×2 cm

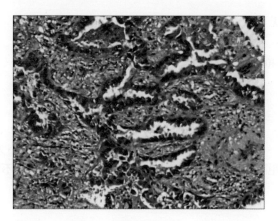

图3-36 病理示：肺浸润性腺癌，大小为1.2 cm ×1 cm×0.5 cm

病例12

李××，男，73岁，因"体检发现右下肺单发结节2周"入院。

辅助检查：胸部CT平扫+增强示右肺下叶前基底段占位，考虑恶性肿瘤可能（图3-37）。PET-CT示：（右下肺）送检纤维血管及少量肺组织，未见明确肿瘤（图3-38）。

既往史：平素体健，否认高血压，否认冠心病。10余年前行前列腺部分切除术。

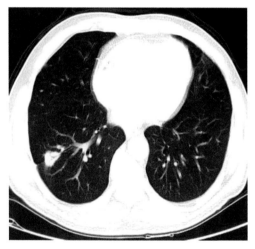

图3-37　胸部CT平扫+增强示：右肺下叶前基底见一结节灶

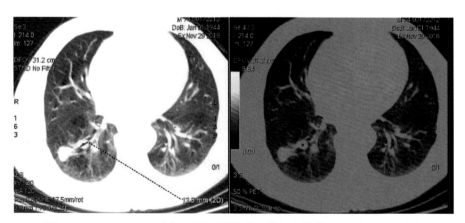

图3-38　PET-CT示：（右下肺）送检纤维血管及少量肺组织，未见明确肿瘤

个人史：无吸烟、饮酒史。

家族史：无癌症家族史。

完善相关检查后无手术禁忌证，行胸腔镜手术治疗。

影像学特征

结节类型：实性结节。

所在肺叶：右肺下叶。

大小：直径为2.38 cm。

边界：清楚。

毛刺征：有。

分叶征：有。

钙化：无。

胸膜凹陷征：有。

血管集束征：有。

空泡征：有。

密度均匀：不均匀。

CT值：165 Hu。

术中特征

大体所见：右肺下叶切除标本（图3-39），大小为11 cm×9 cm×4 cm，支气管断端直径1.5 cm，支气管旁可见淋巴结，切面见大小为2.5 cm×1.5 cm×1.0 cm结节，灰白，实性，质硬，界不清。周围肺灰红，实性，质中。

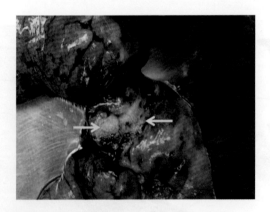

图3-39　术中大体标本：右肺下叶切除标本，大小为11 cm×9 cm×4 cm

病理结果

镜下所见：肺组织内见肿瘤细胞排列呈乳头状、腺泡状，核大、深染，染色粗，可见核仁。

免疫组织化学结果：CK7（＋），TTF-1（＋），NapsinA（＋），P40（－），CK5/6（－），D2-40（＋），EMA（＋），E-cadherin（＋），SYN（－），Ki-67（20%＋）。

病理诊断：（右下肺结节，肺叶切除标本）肺浸润性腺癌（腺泡型30%，乳头型70%）（图3-40），大小为2.5 cm×1.5 cm×1.0 cm，紧邻肺脏层胸膜，手术切缘未见癌累及。

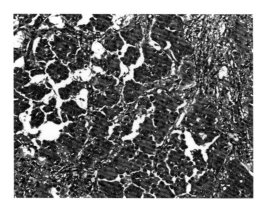

图3-40 病理示：肺浸润性腺癌，大小为2.5 cm ×1.5 cm×1.0 cm

病例13

王××，女，43岁，因"体检发现右肺结节2周"入院。

辅助检查：胸部CT示右肺上叶前段磨玻璃结节（图3-41），恶性病变不能排除。

既往史：13年前因巧克力囊肿行卵巢切除术，9年前因肾结石行激光碎石取石术，3年前发现咽炎，自行服药（具体不详），有高血压史半年，最高血压为150/100 mmHg，服用药物控制良好，平时血压为120/70 mmHg。

个人史：无吸烟、饮酒史。

家族史：无癌症家族史。

完善相关检查，经胸腔镜行右肺楔形切除术，手术顺利。

影像学特征

结节类型：混合磨玻璃密度结节。

所在肺叶：右肺上叶。

大小：直径为1.1 cm。

边界：清楚。

毛刺征：有。

分叶征：无。

钙化：无。

胸膜凹陷征：无。

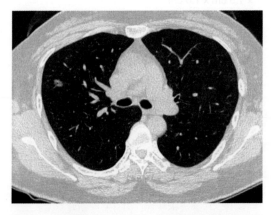

图3-41　胸部CT示：右肺上叶前段磨玻璃结节，恶性病变不能排除

血管集束征：有。

空泡征：有。

密度均匀：不均匀。

CT值：-69 Hu。

术中特征

大体所见：右上肺肿物，部分肺叶切除标本（图3-42），大小为9 cm×
3.3 cm×2.5 cm，局部已被剖开，切面见一淡棕结节，大小为0.7 cm×0.6 cm×
0.6 cm，实性，与周围界清，周围肺组织灰红，实性，质软。

病理结果

镜下所见：肿瘤细胞不规则腺管样排列，细胞大小不一，排列紧密，胞浆
粉染或透亮，核大，异型明显，染色质浓集，间质纤维组织增生显著伴慢性炎
细胞浸润。

免疫组织化学结果：CK7（+），TTF-1（+），NaspniA（+），CD34（部
分消失），SMA（部分消失），D2-40（-），Ki-67（2%+）。

特殊染色结果：弹力纤维（未突破弹力膜）。

病理诊断：（右上肺肿物）肺浸润性腺癌（腺泡型约80%，贴壁型约
20%）（图3-43），大小为0.7 cm×0.6 cm×0.6 cm，肿物邻近肺被膜，吻合钉切
缘未见癌累及；周围肺组织肺泡腔扩大，肺泡间隔断裂或纤维化增宽。

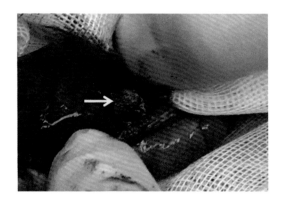

图3-42 术中大体标本：部分肺叶切除标本，大小
为9 cm×3.3 cm×2.5 cm

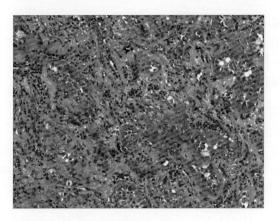

图3-43　病理示：肺浸润性腺癌，大小为0.7 cm ×0.6 cm×0.6 cm

病例14

　　张××，男，48岁，因"体检发现左肺占位病变1周"入院。

　　辅助检查：胸部CT示左上肺尖后段主动脉旁结节（图3-44）。PET-CT示：①左上肺肿瘤性病变累及邻近降主动脉（图3-45），请结合病理检查；②左上肺下舌段炎性病变。

　　既往史：12年前行左侧腰部皮下良性毛母质瘤切除术。

　　个人史：无吸烟史，无饮酒史。

　　家族史：恶性肿瘤家族史，母亲于5年前因肺癌去世。

　　完善相关检查后无手术禁忌证，行全麻胸腔镜下左上肺癌根治术。

影像学特征

　　结节类型：实性结节。

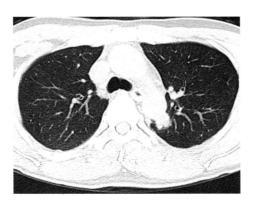

图3-44　胸部CT示：左上肺尖后段主动脉旁结节灶

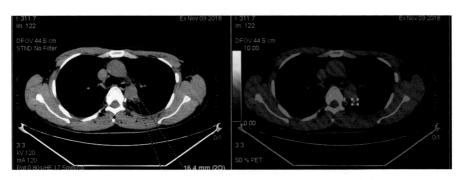

图3-45　PET-CT示：左上肺肿瘤性病变累及邻近降主动脉

所在肺叶：左肺上叶。

大小：直径为1.65 cm。

边界：清楚。

毛刺征：无。

分叶征：无。

钙化：无。

胸膜凹陷征：无。

血管集束征：无。

空泡征：无。

密度均匀：较均匀。

CT值：195 Hu。

术中特征

大体所见：左上肺结节，肺楔形切除标本（图3-46），大小为8.2 cm×3.5 cm×1.8 cm，切面见一结节，大小为1.7 cm×1.2 cm×1.2cm，切面灰白，实性，质硬。周围肺组织灰红、实性、质软。

病理结果

镜下所见：癌细胞排列成腺泡状、巢片状，瘤细胞大小不一，胞浆较丰富，核大而深染，形态各异，排列紊乱，可见核分裂象，间质纤维结缔组织增生。

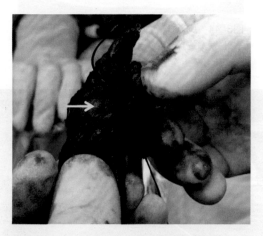

图3-46　术中大体标本：肺楔形切除标本，大小为8.2 cm×3.5 cm×1.8 cm

免疫组织化学结果：CK7（＋），TTF-1（＋），NapsinA（＋），CGA（－），P40（灶＋），CK5/6（灶＋），CK20（灶＋），CDX2（－），SY（－），P53（＋约25%），Ki-67（约25%＋）。

病理诊断：（左上肺结节）浸润性腺癌（其腺泡型约85%、实体型约占10%，贴壁生长型约占5%）（图3-47），大小为1.7 cm×1.2 cm×1.2 cm，烧灼面见癌累及，吻合钉切缘及脏层胸膜未见癌累及；周围肺组织部分肺泡腔扩张融合，肺泡间隔纤维组织轻度增生，灶性组织细胞、淋巴细胞浸润。

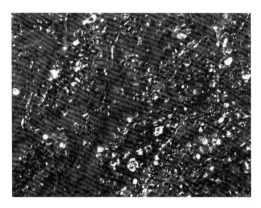

图3-47　病理示：肺浸润性腺癌，大小为1.7 cm×1.2 cm×1.2 cm

病例15

赵××，女，41岁，因"体检发现结节1周"入院。

辅助检查：胸部CT示右肺下叶前基底段小结节灶（图3-48）。

既往史：无手术史，无疾病史。

个人史：无吸烟史，无饮酒史。

家族史：无特殊。

完善相关检查后无手术禁忌证，行经胸腔镜肺叶切除术（右肺下叶癌）+
胸腔淋巴结清扫术。

影像学特征

结节类型：混合磨玻璃密度结节。

所在肺叶：右肺下叶。

大小：直径为1.0 cm。

边界：清楚。

毛刺征：有。

分叶征：无。

钙化：无。

胸膜凹陷征：无。

血管集束征：无。

空泡征：无。

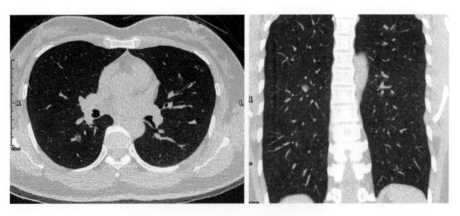

图3-48　胸部CT示：右肺下叶前基底段小结节灶

密度均匀：不均匀。

CT值：−128 Hu。

术中特征

标本类型：肺叶切除（图3-49）。

肿瘤所在位置：右肺下叶。

肿瘤大体类型：周围型。

肿瘤大小：直径为0.8 cm。

病理结果

组织学分类：肺浸润性腺癌（图3-50），浸润范围约0.7 cm。

组织学分化：附壁生长型腺癌约50%，腺泡状腺癌约50%。

支气管切端：未累及肿瘤，未侵及脏层胸膜支气管，切缘距肿瘤3.5 cm。

淋巴结转移情况：支气管旁淋巴结（0/8枚），未见癌转移。

病理分期：pT1N0M0。

特殊检查：CK7（+），TTF-1（+），NapsinA（+），SMA（−），D2-40（部分−），CD68（组织细胞+），CD34（脉管+），P40（−），EMA（+），VIM（−），Ki-67（8%+）。

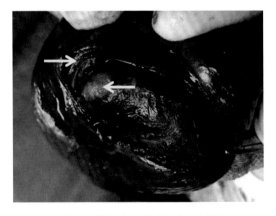

图3-49　术中大体标本：肺叶切除，直径为0.8 cm

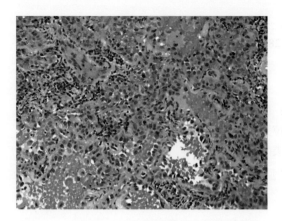

图3-50　病理示：肺浸润性腺癌，浸润范围约为
0.7 cm

病例16

周××，女，54岁，因"体检发现左肺上叶占位半月"入院。

辅助检查：胸部CT示左上肺结节（图3-51）。PET-CT示：①左上肺瘤性病变（肺癌？）累及局部胸膜可能（图3-52），建议病理检查，治疗后复查；②双肺轻度间质性改变；③胃底、胃体壁代谢弥散性稍高，考虑炎性病变，建议随访；④右肾小结石；⑤子宫多发记录，建议超声检查；⑥脊柱部分椎体骨质增生。

既往史：患者2008年行子宫肌瘤切除术，其余无特殊。

个人史：无吸烟史，无饮酒史。

家族史：母亲患有肺癌，具体不详。

完善相关检查，在全麻下行经胸腔镜肺叶切除术（单孔左上肺癌根治术）。

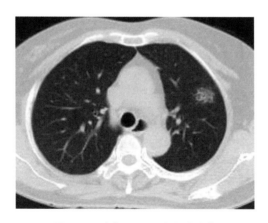

图3-51 胸部CT示：左上肺结节

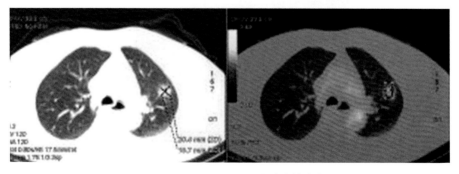

图3-52 PET-CT示：左上肺瘤性病变

影像学特征

结节类型：混合磨玻璃密度结节。

所在肺叶：左肺上叶。

大小：直径为2.20 cm。

边界：模糊。

毛刺征：无。

分叶征：有。

钙化：无。

胸膜凹陷征：无。

血管集束征：有。

空泡征：无。

密度均匀：不均匀。

CT值：-163 Hu。

术中特征

大体所见：左肺上叶，肺叶切除标本（图3-53），大小为20 cm×8 cm×2 cm，支气管断端附吻合钉，长2.5 cm，局部已被临床剖开，距被膜0.3 cm，距支气管断端1.5 cm，切面见一灰白肿物，大小为1.8 cm×1.5 cm×1.3 cm，切面灰白，实性，质中，周围肺灰红，实性，质软。

病理结果

镜下所见：瘤细胞呈不规则腺管状排列，浸润性生长，细胞大小不一，排

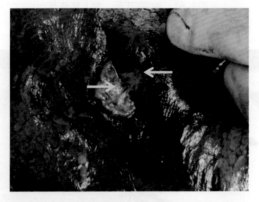

图3-53　术中大体标本：肺叶切除标本，大小为
20 cm×8 cm×2 cm

列紧密，胞浆粉染，核大，异型明显，染色质浓集，间质纤维组织增生显著伴慢性炎细胞浸润。

免疫组织化学结果：TTF-1（＋），Napsin-A（＋），Ki-67（5%+），SY（－），CK5/6（－），D2-40（－）。

病理诊断：（左肺上叶）肺浸润性腺癌（腺泡型75%，乳头型25%）（图3-54），大小为1.8 cm×1.5 cm×1.3 cm。支气管断端及被膜均未见癌累及，周围肺组织肺泡塌陷，间质纤维组织增生，肺泡腔内见组织细胞浸润。支气管旁淋巴结（0/6枚）未见癌转移。

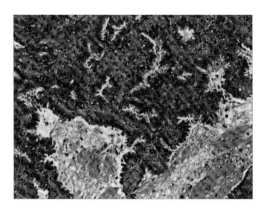

图3-54　病理示：肺浸润性腺癌，大小为1.8 cm×1.5 cm×1.3 cm

病例17

何××，男，68岁，因"发现右肺肿块4个月"入院。

辅助检查：胸部CT示右肺上叶尖段斑片状阴影（图3-55）。

既往史：高血压病2年。

个人史：无吸烟、饮酒史。

家族史：无肿瘤家族病史。

完善相关检查后无手术禁忌证，行胸腔镜手术治疗。

影像学特征

结节类型：实性结节。

所在肺叶：右上。

大小：2.2 cm×1.3 cm。

边界：清楚。

毛刺征：有。

分叶征：有。

钙化：无。

胸膜凹陷征：无。

血管集束征：无。

空泡征：无。

密度均匀：均匀。

CT值：176 Hu。

术中特征

大体所见：右上肺结节，楔形肺叶切除标本（图3-56），大小为7 cm

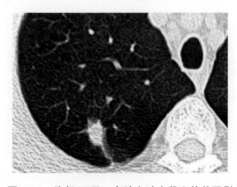

图3-55　胸部CT示：右肺上叶尖段斑片状阴影

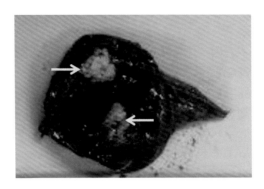

图3-56 术中大体标本：楔形肺叶切除标本，大
小为7 cm×3.2 cm×2 cm

×3.2 cm×2 cm，临床已沿肺被膜不规则切开，切开处见一肿物，大小为1.4 cm
×1.1 cm×1.1 cm，肿瘤切面淡棕，实性，质中。周围肺组织暗红，实性，质软。

病理结果

镜下所见：瘤细胞排列呈不规则实性条索及腺管，细胞明显异型，胞浆粉
染，细胞核大深染，染色质增粗，核仁及核分裂象可见。

免疫组织化学结果：CK5/6（-），P63（-），CK7（+），TTF-1（+），
NapsinA（+），SY（-），CGA（-），CD56（-），Ki-67（45%+）。

病理诊断：肺浸润性腺癌（实性型约占80%，腺泡型约占20%）
（图3-57），大小为1.4 cm×1.1 cm×1.1 cm，肺被膜及吻合切缘未见癌累及，周
围肺泡部分间隔增厚，纤维组织轻度增生伴碳末沉积，肺泡腔内见吞噬细胞。

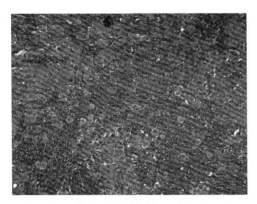

图3-57 病理示：肺浸润性腺癌，大小为1.4 cm
×1.1 cm×1.1 cm

病例18

蔡××，女，46岁，因"体检发现右上叶占位半月"入院。

辅助检查：胸部CT提示右肺上叶实性结节（图3-58）。

既往史：无特殊。

个人史：无吸烟、饮酒史。

家族史：无肿瘤家族病史。

完善相关检查后无手术禁忌证，行胸腔镜手术治疗。

影像学特征

结节类型：实性结节。

所在肺叶：右肺上叶。

大小：直径为2.14 cm。

边界：清楚。

毛刺征：有。

分叶征：无。

钙化：无。

胸膜凹陷征：有。

血管集束征：有。

空泡征：无。

密度均匀：较均匀。

CT值：72 Hu。

术中特征

大体所见：右上肺，肺叶切除标本（图3-59），大小为9 cm×7 cm

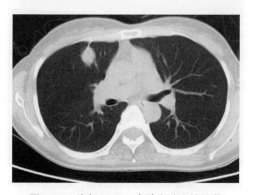

图3-58 胸部CT示：右肺上叶实性结节

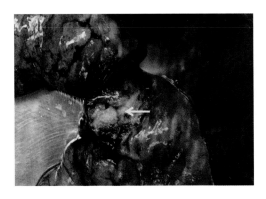

图3-59　术中大体标本：肺叶切除标本，大小为
9 cm×7 cm×3 cm

×3 cm，支气管断端直径1.5 cm，书页状切开，切面见灰白结节，大小为2.5 cm
×2 cm×2 cm，实性，质中，界不清。

病理结果

镜下所见：瘤细胞排列呈不规则腺管样，细胞明显异型，胞浆粉染，细胞
核大深染，染色质增粗，核仁及核分裂象可见。

病理诊断：右上肺肿物，浸润性肺腺癌（图3-60），腺泡型，大小约为
2.5 cm×2.0 cm×2.0 cm，浸润但未突破肺层胸膜，紧邻手术切缘。

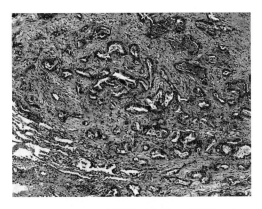

图3-60　病理示：肺浸润性腺癌，腺泡型，大小
约为2.5 cm×2.0 cm×2.0 cm

病例19

陈××，男，63岁，因"咳嗽、咳痰3天余"入院。

辅助检查：胸部CT示左肺下叶结节样占位，供血丰富（图3-61）。

既往史：无特殊。

个人史：无吸烟、饮酒史。

家族史：无肿瘤家族病史。

完善相关检查后无手术禁忌证，行胸腔镜手术治疗。

影像学特征

结节类型：实性结节。

所在肺叶：左肺下叶。

大小：直径为1.55 cm。

边界：清楚。

毛刺征：有。

分叶征：无。

钙化：无。

胸膜凹陷征：无。

血管集束征：有。

空泡征：无。

密度均匀：较均匀。

CT值：141 Hu。

术中特征

大体所见：左下肺结节，部分肺切除标本（图3-62），大小为9.4 cm

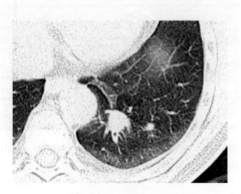

图3-61　胸部CT示：左肺下叶结节样占位

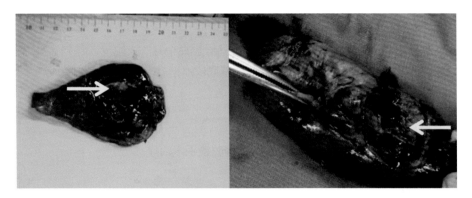

图3-62　术中大体标本：部分肺切除标本，大小为9.4 cm×5.8 cm×2.3 cm

×5.8 cm×2.3 cm，切面距肺被膜下1.2 cm见灰白肿物一个，大小为1.5 cm×1.3 cm ×1.2 cm，界不清，切面实性，质硬，距吻合钉最近距离0.4 cm。

病理结果

镜下所见：肿瘤细胞不规则腺管样生长，细胞大小不一，排列紧密，胞浆粉染或透亮，核大，异型明显，染色质浓集。

免疫组织化学结果：CK7（+），CK5/6（-），P63（-），TTF-1（+），NapsinA（+），Ki-67（15%+）。

病理诊断：（左下肺结节）浸润性腺癌（腺泡型）（图3-63），大小为1.5 cm×1.3 cm×1.2 cm，胸膜未见癌累及；局灶吻合钉切缘见癌累及；周围肺泡扩张、内见组织细胞，局灶纤维组织增生伴碳末沉积。

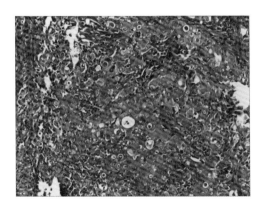

图3-63　病理示：肺浸润性腺癌，大小为1.5 cm×1.3 cm×1.2 cm

病例20

张××，女，47岁，因"体检发现右下肺结节6个月"入院。

辅助检查：入院CT提示右肺下叶外基底段厚壁含空洞结节（图3-64）。

既往史：无特殊。

个人史：无吸烟、饮酒史。

家族史：无肿瘤家族病史。

完善相关检查后无手术禁忌证，行胸腔镜手术治疗。

影像学特征

结节类型：实性结节。

所在肺叶：右肺下叶。

大小：直径为1.05 cm。

边界：清楚。

毛刺征：有。

分叶征：有。

钙化：无。

胸膜凹陷征：无。

血管集束征：有。

空泡征：有。

密度均匀：不均匀。

CT值：140 Hu。

术中特征

大体所见：右下肺病变，楔形肺切除标本一个（图3-65），大小为

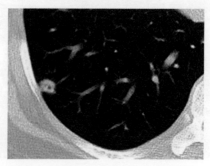

图3-64　胸部CT示：右肺下叶外基底段
厚壁含空洞结节

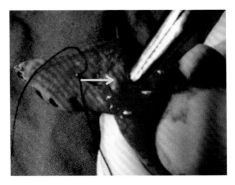

图3-65 术中大体标本：楔形肺切除标本一
个，大小为11 cm×3.8 cm×1.5 cm

11 cm×3.8 cm×1.5 cm，已被剖开，切面见一淡棕结节，大小为1.2 cm×0.8 cm
×0.6 cm，紧邻肺被膜，距吻合钉切缘1.2 cm。周围肺组织切面灰红，实性，质
软，海绵状。

病理结果

镜下所见：瘤细胞排列成腺管状，由分泌黏液的上皮组成，核小或中等位
于基底，腺泡腔内有黏液性分泌物。

免疫组织化学结果：（蜡块冰1）TTF-1（＋），CEA（＋），P53（－），
Ki-67（1%＋），SMA（－），CD34（－），（蜡块4）CK7（＋），CK20（－），
CDX2（－），NapsinA（－），Ki-67（3%＋）。

病理诊断：（右下肺病变）肺浸润性黏液腺癌（图3-66），大小为1.2 cm
×0.8 cm×0.6 cm。周围肺泡腔扩张，间隔纤维组织增生，伴少量炎细胞浸润。

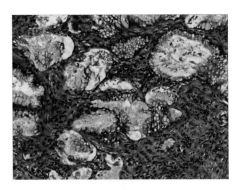

图3-66 病理示：肺浸润性黏液腺癌，大小
为1.2 cm×0.8 cm×0.6 cm

病例21

陈××，女，55岁，因"体检发现肺部结节20余天"入院。

辅助检查：胸部CT检查提示右肺下叶实性结节（图3-67）。

既往史：既往发现糖尿病1年余，口服阿卡波糖及瑞格列奈控制。

个人史：无吸烟、饮酒史。

家族史：无肿瘤家族病史。

完善相关检查后无手术禁忌证，行胸腔镜下右下肺癌根治术，手术顺利。

影像学特征

结节类型：实性结节。

所在肺叶：右肺下叶。

大小：直径为1.12 cm。

边界：模糊。

毛刺征：有。

分叶征：无。

钙化：无。

胸膜凹陷征：无。

血管集束征：有。

空泡征：有。

密度均匀：不均匀。

CT值：222 Hu。

术中特征

大体所见：右下肺肿物，不规则肺组织切除标本（图3-68），大小为

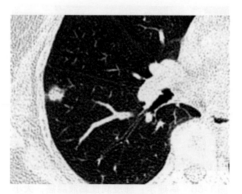

图3-67　胸部CT示：左下肺混合磨玻璃结节

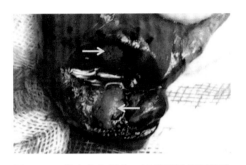

图3-68　术中大体标本：不规则肺组织切除
标本，大小为5.5 cm×4 cm×2 cm

5.5 cm×4 cm×2 cm，已被临床剖开，剖开处可见大小为1.4 cm×1 cm×0.7 cm淡棕结节，紧邻被膜，切面淡棕，实性，质中，边界欠清，周围肺组织灰红，实性，质软。

病理结果

镜下所见：瘤细胞排列呈不规则腺样，瘤细胞大小不等，异型明显，胞浆粉染，核浓染，间质纤维组织增生，慢性炎细胞浸润。

免疫组织化学结果：CK7（+），NapsinA（+），TTF-1（+），SY（-），CK5/6（-），CEA（+），P40（-），Ki-67（20%+）。

病理诊断：（右下肺肿物）肺浸润性腺癌（腺泡型82%，乳头型15%，微乳头型3%）（图3-69），大小为1.4 cm×1 cm×0.7 cm，肺被膜及吻合钉切缘均未见癌累及，肺泡腔内可见少量癌细胞，周围肺组织间质纤维组织增生，肺泡腔扩张、融合，伴炎细胞浸润。

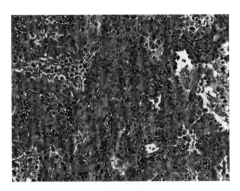

图3-69　病理示：肺浸润性腺癌，大小为
1.4 cm×1 cm×0.7 cm

病例22

陈××，女，57岁，因"体检发现右肺上叶结节4年余"入院。

辅助检查：胸部CT检查提示右肺上叶结节（图3-70）。

既往史：2013年发现丙肝，于当地医院治疗，自述已治愈。15年前行阑尾切除术。30余年前行腹部手术，具体疾病及术式不详。

个人史：无吸烟、饮酒史。

家族史：无肿瘤家族病史。

完善相关检查后无手术禁忌证，行胸腔镜手术治疗。

影像学特征

结节类型：实性结节。

所在肺叶：右肺上叶。

大小：直径为1.62 cm。

边界：清楚。

毛刺征：有。

分叶征：有。

钙化：无。

胸膜凹陷征：无。

血管集束征：有。

空泡征：有。

密度均匀：较均匀。

CT值：113 Hu。

术中特征

大体所见：右上肺肿物，部分肺组织（图3-71），大小为5 cm×3.8 cm

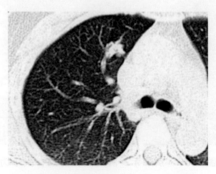

图3-70　胸部CT示：右肺上叶结节

×2.3 cm，已被临床切开，切开处见一淡棕胶冻样结节状肿物，大小为1.1 cm ×1.1 cm×1 cm，结节切面实性，质中，边界不清，肿物距吻合钉切缘约1 cm，周围组织切面灰红，质软。

病理结果

镜下所见：肺组织，肺泡结构不清，局部见黏液湖中异型上皮细胞，柱状黏液样细胞呈不规则腺管样排列，细胞核呈柱状，位于基底。

免疫组织化学结果：CK7（+），CK20（−），TTF-1（−），NapsinA（−），CDX2（−），Villin（+），Ki-67（8%+）。

病理诊断：（右上肺肿物）黏液腺癌（图3-72），大小为1.1 cm×1.1 cm ×1 cm，肺膜未见癌累及；切缘未见癌累及。周围肺组织部分肺泡腔融合扩张，肺泡间隔略增宽，见尘埃颗粒沉积。建议临床进一步检查消化道及卵巢等器官，排除转移后考虑为原发。

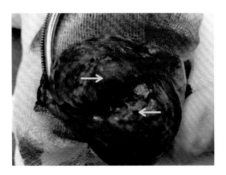

图3-71　术中大体标本：部分肺组织，大小为5 cm×3.8 cm×2.3 cm

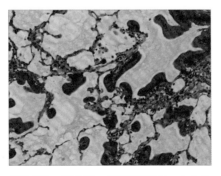

图3-72　病理示：肺黏液腺癌，大小为1.1 cm×1.1 cm×1 cm

病例23

杨××，男，49岁，因"体检发现肺占位10天"入院。

辅助检查：胸部CT示右肺上叶尖段不规则类结节样灶（图3-73）。PET-CT（图3-74）示：右上肺尖高代谢结节，炎性病变（TB）？肿瘤性病变？

既往史：无特殊。

个人史：吸烟30年，10支/天，未戒烟，饮酒20余年，250 mL/日，未戒酒。

家族史：有一弟患有食管癌，其他家族成员无肿瘤病史。

完善相关检查后无手术禁忌证，行胸腔镜手术治疗。

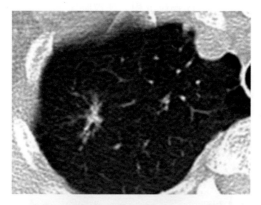

图3-73　胸部CT示：右肺上叶尖段不规则类结节样灶

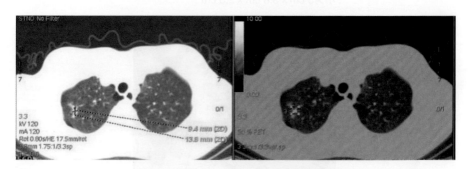

图3-74　PET-CT示：右上肺尖高代谢结节

影像学特征

结节类型：实性结节。

所在肺叶：右肺上叶。

大小：直径为1.02 cm。

边界：较清楚。

毛刺征：有。

分叶征：无。

钙化：无。

胸膜凹陷征：无。

血管集束征：有。

空泡征：有。

密度均匀：不均匀。

CT值：355 Hu。

术中特征

大体所见：右上肺肿物，部分肺组织一块（图3-75），大小为11 cm×4.5 cm×1.5 cm，局部见一吻合钉，长11 cm，距吻合钉0.7 cm，距肺被膜0.5 cm切面见一结节，大小为1.2 cm×1 cm×0.7 cm，切面灰黄，实性，质硬，界不清，周围肺灰红，疏松，质软。

病理结果

镜下所见：瘤细胞排列呈不规则腺样，瘤细胞大小不等，异型明显，胞浆

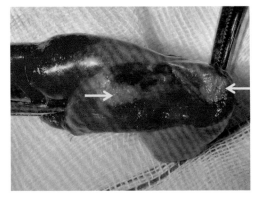

图3-75　术中大体标本：部分肺组织一块，大小为11 cm×4.5 cm×1.5 cm

165

粉染，核浓染，可见散在奇异核，间质纤维组织增生，慢性炎细胞浸润。

免疫组织化学结果：CK7（+），SPB（+），TTF-1（+），NapsinA（+），P63（-），CK5/6（-），SYN（-），EMA（+），Ki-67（5%）。

病理诊断：（右上肺肿物）肺浸润性腺癌（腺泡型）（图3-76），大小为1.2 cm×1 cm×0.7 cm，肺被膜及吻合钉断端未见癌累及。

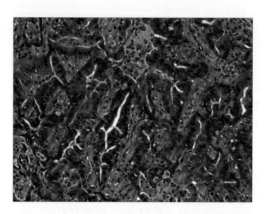

图3-76　病理示：肺浸润性腺癌，大小为1.2 cm ×1 cm×0.7 cm

病例24

叶××，男，72岁，因"体检发现右上肺结节2个月"入院。

辅助检查：胸部CT示右上肺磨玻璃结节（图3-77），最大直径约1.3 cm。

既往史：患有高血压3年，患有糖尿病10年。

个人史：无吸烟、饮酒史。

家族史：无肿瘤家族病史。

完善相关检查后无手术禁忌证，行胸腔镜手术治疗。

影像学特征

结节类型：混合磨玻璃密度。

所在肺叶：右肺上叶。

大小：直径为1.32 cm。

边界：模糊。

毛刺征：无。

分叶征：无。

钙化：无。

胸膜凹陷征：有。

血管集束征：无。

空泡征：有。

密度均匀：不均匀。

CT值：−254 Hu。

术中特征

大体所见：右肺尖结节，部分肺切除标本（图3-78），大小为8 cm

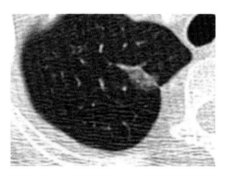

图3-77　胸部CT示：右上肺磨玻璃结节，最大直径约1.3 cm

×7 cm×3 cm，肺被膜光滑，切面见大小为1.5 cm×0.7 cm×0.5 cm结节，切面灰白，实性，质稍硬，周围肺灰红，实性，质软。

病理结果

镜下所见：瘤细胞围绕肺泡腔生长，呈鞋钉样，细胞大小不一，胞浆粉染，核浆比大、深染，可见核分裂象。

免疫组织化学结果：CK5/6（－），P63（＋），CK7（＋），SY（－），TTF-1（＋），NapsinA（＋），Ki-67（15%＋）。

病理诊断：（右肺尖结节）肺浸润性腺癌（贴壁型70%，腺泡型30%）（图3-79），大小为1.5 cm×0.7 cm×0.5 cm，脏层胸膜及切缘均未见癌累及；周围肺泡腔部分扩张、融合，伴炎细胞浸润。

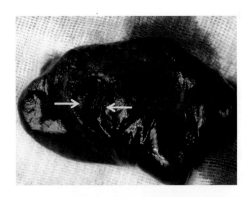

图3-78　术中大体标本：部分肺切除标本，大小为8 cm×7 cm×3 cm

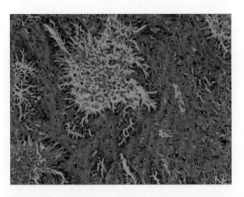

图3-79　病理示：肺浸润性腺癌，大小为1.5 cm×0.7 cm×0.5 cm

病例25

钟××，女，51岁。因"体检发现右下肺单发结节3周"入院。

辅助检查：胸部CT平扫+增强示右肺下叶后段弱血供占位，周围型肺癌待排除（图3-80）。PET-CT（全身）：肿瘤性病变（右下肺癌？），右肺门淋巴结转移待排（图3-81）。

既往史：无特殊。

个人史：无吸烟、饮酒史。

家族史：无肿瘤家族病史。

完善相关检查后无手术禁忌证，行胸腔镜手术治疗。

影像学特征

结节类型：实性结节。

所在肺叶：右肺下叶。

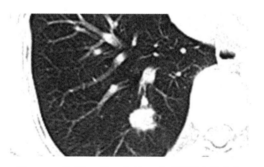

图3-80　胸部CT示：右肺下叶后段弱血供占位

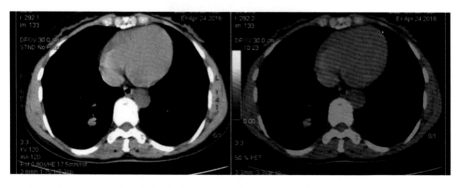

图3-81　PET-CT（全身）示：肿瘤性病变（右下肺癌？），右肺门淋巴结转移待排

大小：直径为1.7 cm。

边界：清楚。

毛刺征：有。

分叶征：有。

钙化：无。

胸膜凹陷征：无。

血管集束征：无。

空泡征：无。

密度均匀：较均匀。

CT值：137 Hu。

术中特征

大体所见：右肺下叶，部分肺叶切除标本（图3-82），局部剖开，距破损肺被膜0.5 cm，距吻合钉断端3 cm，距支气管断端4.5 cm，切面见一灰白结节，大小为1.7 cm×1.5 cm×1 cm，肿物切面灰白，实性，质略硬，界不清。

病理结果

镜下所见：肿瘤细胞大部分呈腺泡状生长，沿肺泡腔贴壁样生长，细胞立方形/矮柱状，部分呈图钉样，核大，深染，核浆比高，核仁可见，胞浆较丰富，嗜酸性，部分伴黏液分泌，间质纤维组织增生，炎细胞浸润。

免疫组织化学结果：CK7（+），NapsinA（+），TTF-1（+），SY（-），CK5/6（-），P63（部分+），P40（-），Ki-67（10%+）。

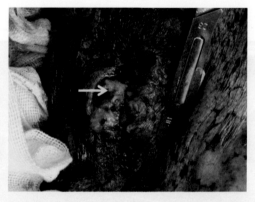

图3-82 术中大体标本：部分肺叶切除标本，局部剖开

特殊染色结果：PAS（＋），PASM（＋），粘卡（＋），抗酸（－）。

病理诊断：（部分肺叶切除标本）肺浸润性腺癌（黏液腺癌约60%，腺泡型约30%，贴壁生长型约10%）（图3-83），大小为1.7 cm×1.5 cm×1 cm，脉管断端、支气管断端及吻合钉切缘均未见癌累及；周围肺组织，部分肺泡腔扩张，部分肺泡间隔增宽，间质纤维组织增生，少量淋巴细胞、浆细胞及吞噬含铁血黄素的组织细胞浸润。

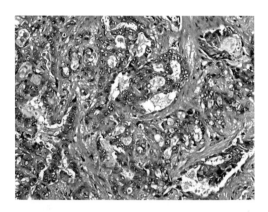

图3-83 病理示：肺浸润性腺癌，大小为1.7 cm ×1.5 cm×1 cm

病例26

周××，女，54岁，因"发现肺占位性病变3个月余"入院。

辅助检查：胸部CT平扫+增强示右上肺尖段磨玻璃结节灶（图3-84）。PET-CT（全身）：右上肺毛玻璃结节，代谢轻度升高，考虑早期肺癌可能（图3-85）。

既往史：无特殊。

个人史：无吸烟、饮酒史。

家族史：无肿瘤家族病史。

完善相关检查后无手术禁忌证，行胸腔镜手术治疗。

影像学特征

结节类型：混合磨玻璃密度结节。

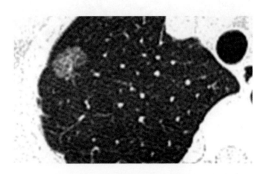

图3-84　胸部CT平扫+增强示：右上肺尖段磨玻璃结节灶

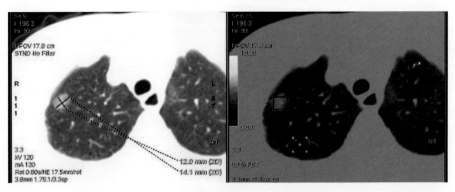

图3-85　PET-CT（全身）示：右上肺毛玻璃结节，代谢轻度升高，考虑早期肺癌可能

所在肺叶：右肺上叶。

大小：直径为1.70 cm。

边界：清楚。

毛刺征：有。

分叶征：有。

钙化：无。

胸膜凹陷征：无。

血管集束征：无。

空泡征：有。

密度均匀：不均匀。

CT值：－132 Hu。

术中特征

大体所见：右上肺肿物，部分肺切除标本（图3-86），大小为7.8 cm×3.3 cm×2.7 cm，肺表面被膜见扎线，周围见长3 cm切口，扎线周围见1 cm×0.6 cm×0.3 cm疑似结节一个，切面灰红，实性，质中，周围肺组织切面灰红，实性，质软。

病理结果

镜下所见：肿瘤细胞呈贴壁生长，被覆细胞柱状，鞋钉样，胞浆嗜酸，细胞核增大，卵圆形，核浆比升高，染色质粗颗粒状，核仁明显，核分裂易见。

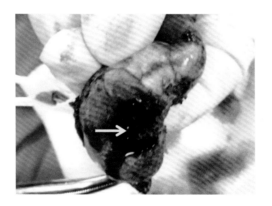

图3-86　术中大体标本：部分肺切除标本，大小为7.8 cm×3.3 cm×2.7 cm

免疫组织化学结果：CK7（+），TTF-1（+），NapsinA（+），CD34（脉管+），SMA（-），Ki-67（3%+），CEA（+）。

病理诊断：（右上肺肿物）浸润性腺癌（贴壁型约占40%，腺泡型约占60%）（图3-87），大小为1 cm×0.6 cm×0.3 cm，紧邻肺膜。吻合钉断端及支气管断端未见癌累及；周围肺组织肺泡间隔断裂，肺泡腔扩张，充血出血。

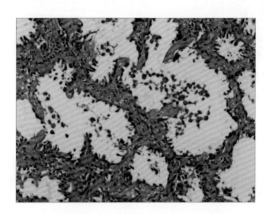

图3-87　病理示：肺浸润性腺癌，大小为1 cm ×0.6 cm×0.3 cm

病例27

陈××，男，56岁，因"发现右肺结节1个月"入院。

辅助检查：胸部CT示右上肺前段磨玻璃结节灶包绕相应支气管，可见空气征（图3-88）。

既往史：无特殊。

个人史：吸烟30年，20支/天；无饮酒史。

家族史：无肿瘤家族病史。

完善相关检查后无手术禁忌证，行胸腔镜手术治疗。

影像学特征

结节类型：磨玻璃密度结节。

所在肺叶：右肺上叶。

大小：直径为3.25 cm。

边界：不清。

毛刺征：无。

分叶征：无。

钙化：无。

胸膜凹陷征：无。

血管集束征：无。

空泡征：无。

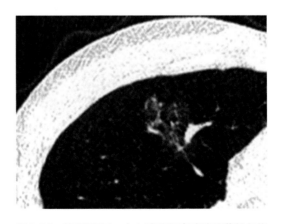

图3-88　胸部CT示：右上肺前段磨玻璃结节灶包绕相应支气管，可见空气征

密度均匀：不均匀。

CT值：-395 Hu。

术中特征

大体所见：右上肺叶，肺叶切除标本（图3-89），大小为19 cm×11 cm×1.5 cm，部分肺膜缺损，距支气管断端约4 cm，标本被临床不规则剖开，剖开处见探针，探针处见2 cm×1 cm×1 cm质略硬区，边界欠清，周围肺组织灰红，实性，质软。

病理结果

镜下所见：肿瘤细胞沿肺泡壁生长或排列呈腺泡状、乳头状生长，部分细胞呈鞋钉样突向肺泡腔，核增大深染，间质纤维组织增生伴少量慢性炎细胞浸润。

免疫组织化学结果：CK7（+），TTF-1（+），CEA（+），CD34（局灶表达减弱），P53（野生型），SMA（局灶表达减弱），Ki-67（5%+）。

病理诊断：（右上肺叶）肺浸润性腺癌（贴壁型80%、腺泡型10%、乳头状10%）（图3-90），大小为2 cm×1 cm×1 cm；支气管断端、吻合钉断端及肺被膜未见癌累及；周围肺组织部分肺泡腔扩张及融合，肺泡隔纤维组织增生伴少量慢性炎细胞浸润，部分肺泡腔内伴出血。

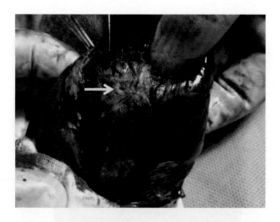

图3-89　术中大体标本：肺叶切除标本，大小为19 cm×11 cm×1.5 cm

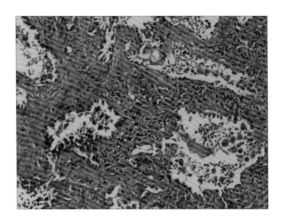

图3-90　病理示：肺浸润性腺癌，大小为2 cm ×1 cm×1 cm

病例28

黄××，男，73岁，因"体检发现右肺结节1年"入院。

辅助检查：胸部CT示右肺下叶结节灶（图3-91）。

既往史：无特殊。

个人史：无吸烟、饮酒史。

家族史：无肿瘤家族病史。

完善相关检查后无手术禁忌证，行胸腔镜手术治疗。

影像学特征

结节类型：混合磨玻璃密度结节。

所在肺叶：右肺下叶。

大小：直径为2.23 cm。

边界：清楚。

毛刺征：有。

分叶征：有。

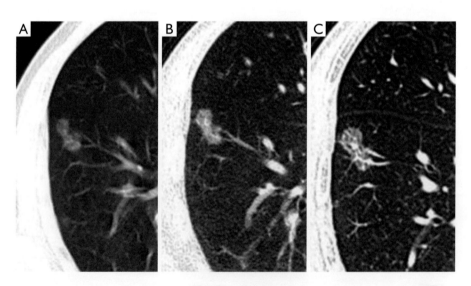

图3-91　胸部CT

2017年5月19日右肺下叶结节灶（A）；2018年1月29日较前密度增加（B）；2018年2月27日较前密度增加（C）。

钙化：无。

胸膜凹陷征：无。

血管集束征：有。

空泡征：有。

密度均匀：不均匀。

CT值：–353 Hu。

术中特征

大体所见：右下肺结节，楔形肺组织一块（图3-92），大小为9.5 cm×4.5 cm×1.2 cm，表面附6.5 cm长吻合钉，距吻合钉约0.5 cm处可见大小为1.6 cm×1.2 cm×1.2 cm结节，灰白、灰褐，质实，未见累及肺被膜。

病理结果

镜下所见：肺组织，肿瘤细胞呈贴壁样生长，瘤细胞呈鞋钉样突起，胞浆红染，核增大深染，部分间质浸润呈腺泡状生长。

免疫组织化学结果：CK7（＋），TTF-1（＋），NapsinA（＋），CEA（＋），CD34（－），SMA（部分+），Ki-67（5%+）。

病理诊断：（右下肺结节）肺浸润性腺癌（贴壁生长型90%、腺泡型10%）（图3-93），大小为1.6 cm×1.2 cm×1.2 cm，未累及肺被膜及吻合钉切缘；周围肺组织部分肺泡腔扩张，肺泡隔纤维组织增生伴少量慢性炎细胞浸润。

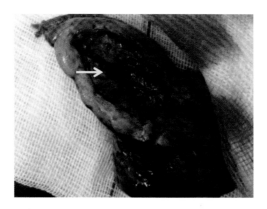

图3-92　术中大体标本：楔形肺组织一块，大小为9.5 cm × 4.5 cm × 1.2 cm

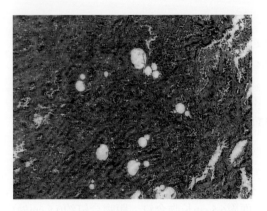

图3-93　病理示：肺浸润性腺癌，大小为1.6 cm ×1.2 cm×1.2 cm

病例29

林××，男，51岁，因"查体发现右肺结节5个月余"入院。

辅助检查：胸部CT示右肺上叶混杂密度不规则结节样灶及左肺上叶磨玻璃密度结节（图3-94）。

既往史：无特殊。

个人史：无吸烟、饮酒史。

家族史：无肿瘤家族病史。

完善相关检查后无手术禁忌证，行胸腔镜手术治疗。

既往史：无特殊。

影像学特征

结节类型：混合磨玻璃密度结节。

所在肺叶：右肺上叶。

大小：直径为1.90 cm。

边界：清楚。

毛刺征：有。

分叶征：有。

钙化：无。

胸膜凹陷征：无。

血管集束征：有。

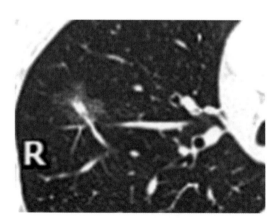

图3-94 胸部CT示：右肺上叶混杂密度不规则结节样灶

空泡征：无。

密度均匀：不均匀。

CT值：119 Hu。

术中特征

大体所见：右上肺结节，肺楔形切除标本（图3-95），大小为8 cm ×5 cm×1.5 cm，部分已被临床剖开，切面距被膜0.4 cm，距吻合钉切缘0.3 cm，见一棕褐色结节，大小为1.5 cm×1 cm×1 cm，实性，质中，界不清，周围肺组织灰红，实性，质软。

病理结果

镜下所见：瘤细胞沿着肺泡壁生长或排列成腺泡状，瘤细胞大小不一，胞浆较丰富，核大而深染，排列紊乱，可见核分裂象，间质纤维结缔组织增生。

免疫组织化学结果：4号：CK5/6（－），P63（－），CK7（＋），SY（－），TTF-1（＋），NapsinA（＋），Ki-67（30%+）。

病理诊断：（右上肺结节切除标本）肺浸润性腺癌（腺泡型90%，贴壁生长型10%）（图3-96），大小为1.5 cm×1 cm×1 cm，紧邻吻合钉断端；周围肺组织部分肺泡腔扩张，肺泡间隔增宽；间质纤维组织增生，灶性组织细胞、淋巴细胞浸润。

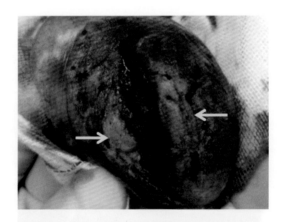

图3-95　术中大体标本：肺楔形切除标本，大小为 8 cm×5 cm×1.5 cm

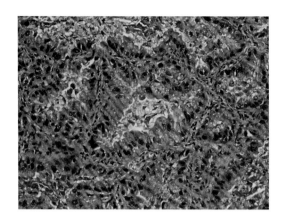

图3-96　病理示：肺浸润性腺癌，大小为1.5 cm ×1 cm×1 cm

病例30

高××，女，65岁，因"体检发现左下肺占位性病变1个月"入院。

辅助检查：胸部CT提示左下肺结节（图3-97）。PET-CT示：稍高代谢结节（图3-98）。

既往史：有高血压病史8年，口服美托洛尔半片qd，氯沙坦一片qd，目前控制在120/80 mmHg左右，否认冠心病、糖尿病、肝炎、结核病。

个人史：无吸烟、饮酒史。

家族史：无肿瘤家族病史。

完善相关检查后无手术禁忌证，行胸腔镜手术治疗。

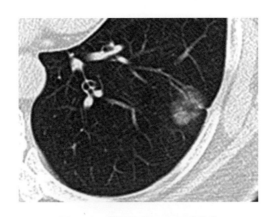

图3-97　胸部CT提示左下肺结节

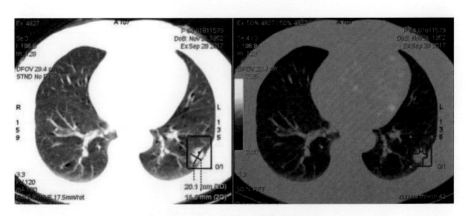

图3-98　PET-CT示：稍高代谢结节

影像学特征

　　结节类型：混合磨玻璃密度结节。

　　所在肺叶：左肺下叶。

　　大小：直径为2.25 cm。

　　边界：清楚。

　　毛刺征：有。

　　分叶征：有。

　　钙化：无。

　　胸膜凹陷征：有。

　　血管集束征：有。

　　空泡征：无。

　　密度均匀：不均匀。

　　CT值：-6 Hu。

术中特征

　　大体所见：左下肺结节，部分肺切除标本（图3-99），大小为5 cm×3 cm×1.5 cm，表面见6.5 cm×2.5 cm吻合钉，标本已被临床不规则剖开，切面剖开处临近肺被膜及吻合钉断端，见大小为3 cm×1.5 cm×1 cm质硬区，切面灰褐淡棕，实性，质略硬，与周围边界尚清，周围肺组织灰红，实性，质软。

病理结果

　　镜下所见：肺组织，镜下见肿瘤细胞呈腺泡样浸润间质，部分肺泡腔扩

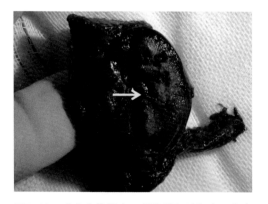

图3-99　术中大体标本：部分肺切除标本，大小
为5 cm×3 cm×1.5 cm

张，肿瘤细胞呈鞋钉样，核大，不规则，核浆比高，核仁明显。

免疫组织化学结果：CK7（+），SPB（+），TTF-1（+），NapsinA（+），SY（-），Ki-67（10%+）。

病理诊断：（左下肺结节）肺浸润性腺癌（贴壁生长型40%，腺泡型60%）（图3-100），大小为3 cm×1.5 cm×1 cm，癌浸润周围肺组织，肺被膜及吻合钉断端未见癌累及；周围肺组织肺泡间隔略增宽，间质出血，肺泡腔见红细胞及含铁血黄素细胞沉积。

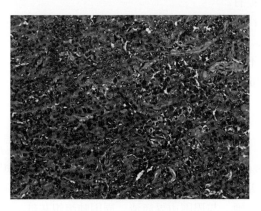

图3-100　病理示：肺浸润性腺癌，大小为3 cm ×1.5 cm×1 cm

病例31

刘××，女，40岁，因"反复咳嗽半年，咯血10天"入院。

辅助检查：PET-CT示左下肺胸膜下高代谢肿块（图3-101）。

既往史：无特殊。

个人史：无吸烟、饮酒史。

家族史：无肿瘤家族病史。

完善相关检查后无手术禁忌证，行胸腔镜手术治疗。

影像学特征

结节类型：实性肿块。

所在肺叶：左肺下叶。

大小：直径为4.08 cm。

边界：模糊。

毛刺征：无。

分叶征：无。

钙化：无。

胸膜凹陷征：无。

血管集束征：无。

空泡征：有。

密度均匀：较均匀。

CT值：106 Hu。

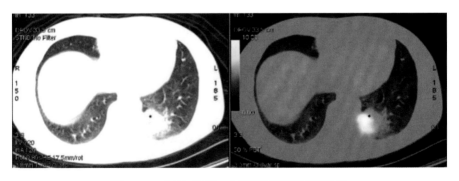

图3-101 PET-CT示：左下肺胸膜下高代谢结节

术中特征

大体所见：左下肺，切除标本（图3-102），大小为11 cm×8.5 cm×5 cm，距支气管断端约3.5 cm，一侧肺被膜皱缩，面积3 cm×2 cm；沿支气管切开肺组织，距支气管断端约2.5 cm，周围肺组织见大小为4 cm×3.5 cm×3.5 cm结节状肿物，灰白，实性，质较硬，边界略不清，肉眼观累及肺被膜；周围肺组织灰褐，实性，质软，支气管旁可见淋巴结。

病理结果

镜下所见：肿瘤细胞排列成腺泡型、实性，瘤细胞大小不一，胞浆较丰富，核大而深染，可见核分裂象，间质纤维结缔组织增生，周围肺组织部分间隔纤维组织增生，间质血管扩张出血。

免疫组织化学结果：TTF-1（＋），NapinsA（＋），CK5/6（－），P63（－），SY（－），CK20（－），CDX-2（－），CK7（＋）。

病理诊断：（左下肺癌根治标本）肺浸润性腺癌（腺泡型70%，实性型30%）（图3-103），大小为4 cm×3.5 cm×3.5 cm，癌浸润周围肺组织及间质血管壁，并浸润肺被膜（未突破）；支气管断端、吻合钉切端未见癌累及；周围肺组织肺泡腔扩张，内见较多红细胞沉积，部分肺泡间隔增宽，间质血管扩张，散在淋巴细胞浸润。淋巴结（0/25枚）未见癌转移：其中支气管旁淋巴结（0/5枚），第5组淋巴结（0/4枚），第7组淋巴结（0/5枚），第10组淋巴结（0/5枚），第11组淋巴结（0/6枚）。

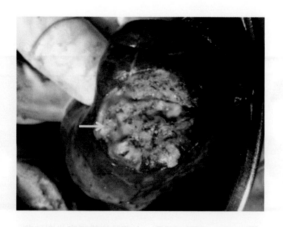

图3-102　术中大体标本：左下肺切除标本，大小为11 cm×8.5 cm×5 cm

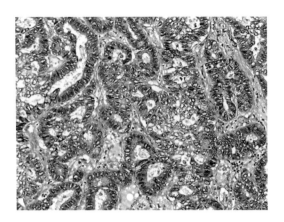

图3-103　病理示：肺浸润性腺癌，大小为4 cm
×3.5 cm×3.5 cm

病例32

黄××，女，43岁，因"发现肺结节1个月余"入院。

辅助检查：胸部HRCT示双肺纹理略增多，右上肺前段见一亚实性结节，大小约为2.1 cm×1.5 cm，可见分叶、毛刺征（图3-104）。双肺门区未见明显异常。影像诊断：右上肺前段混合磨玻璃结节，恶性肿瘤肺癌可能，建议外科治疗。PET-CT示：①右上肺稍高代谢磨玻璃样结节，考虑早期肺癌可能（MIA？），建议定位后胸腔镜切除病理检查、治疗后复查；②甲状腺左叶腺瘤可能，建议超声检查；③双侧乳腺增生。

既往史：无特殊。

个人史：无吸烟、饮酒史。

家族史：无肿瘤家族病史。

完善相关检查后无手术禁忌证，行胸腔镜手术治疗。

影像学特征

结节类型：混合磨玻璃密度结节。

所在肺叶：右肺上叶。

大小：直径为1.76 cm。

边界：清楚。

毛刺征：有。

分叶征：有。

钙化：无。

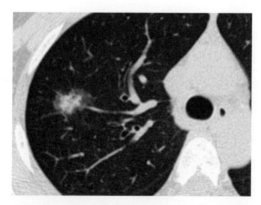

图3-104 胸部HRCT示：右上肺前段见一亚实性结节，大小约2.1 cm×1.5 cm，可见分叶、毛刺征

胸膜凹陷征：无。

血管集束征：有。

空泡征：有。

密度均匀：不均匀。

CT值：110 Hu。

术中特征

大体所见：右上肺肿物，部分肺切除标本（图3-105），大小为16 cm×8.5 cm×2 cm，其上见吻合钉，呈Y字型，长8~10 cm；支气管断端，直径1 cm；肺被膜光滑。局部已被临床剖开，距被膜约0.6 cm，距支气管断端2 cm，距吻合钉断端1.8 cm，剖开处见一结节，大小为1.8 cm×1.2 cm×1 cm，灰白，实性，质略硬，界不清，周围肺组织灰红、实性、质软。

病理结果

镜下所见：瘤细胞排列呈不规则腺样，瘤细胞大小不等，异型明显，胞浆粉染，核浓染，间质纤维组织增生，慢性炎细胞浸润。

免疫组织化学结果：CK7（＋），TTF-1（＋），NapsinA（＋），Ki-67（10%＋）。

病理诊断：（右上肺肿物）肺浸润性腺癌（图3-106），腺泡型，大小为1.8 cm×1.2 cm×1 cm，肺被膜、吻合钉切缘及支气管切端均未见癌累及；周围肺组织肺泡间隔增宽，纤维组织增生，肺泡腔扩张、融合，间质炎细胞浸润。支气管旁淋巴结（0/6枚）未见癌累及。

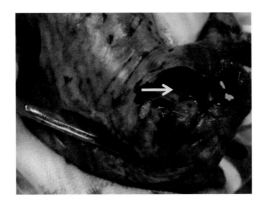

图3-105　术中大体标本：部分肺切除标本，大小为16 cm×8.5 cm×2 cm

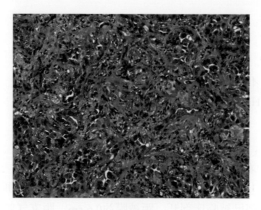

图3-106　病理示：肺浸润性中-低分化腺癌，腺
泡型，大小为1.8 cm×1.2 cm×1 cm

病例33

谢××，女，52岁，因"体检发现左下肺占位1年余"入院。

辅助检查：胸部CT示左肺下叶后基底段胸膜下见结节样密度增高影（图3-107），边缘光整，边界清晰，直径约1.1 cm。PET-CT示：低代谢结节（图3-108）。

既往史：无特殊。

个人史：无吸烟、饮酒史。

家族史：无肿瘤家族病史。

完善相关检查后无手术禁忌证，行胸腔镜手术治疗。

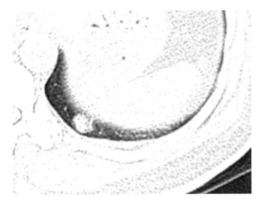

图3-107　胸部CT示：左肺下叶后基底段胸膜下见结节样密度增高影，边缘光整，边界清晰，直径约1.1 cm

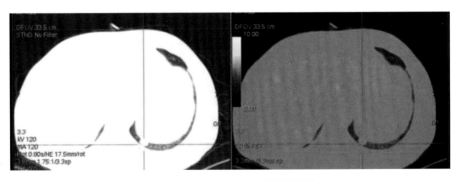

图3-108　PET-CT示：低代谢结节

影像学特征

结节类型：实性结节。

所在肺叶：左肺下叶。

大小：直径为1.4 cm。

边界：清楚。

毛刺征：无。

分叶征：无。

钙化：无。

胸膜凹陷征：无。

血管集束征：无。

空泡征：无。

密度均匀：较均匀。

CT值：147 Hu。

术中特征

大体所见：左下肺结节，小块肺叶切除标本（图3-109），大小为9.2 cm×4.5 cm×1 cm，已被临床切开，切面距肺叶边缘0.5 cm，见一大小为1.8 cm×1.8 cm×0.5 cm肿物，肿物已被切开，灰白，实性，质稍硬，界不清。

病理结果

镜下所见：瘤细胞呈不规则腺管状排列，细胞大小不一，排列紧密，胞浆丰富富含黏液，轻度异型性，周围肺组织部分肺泡腔扩张，肺泡间隔断裂。

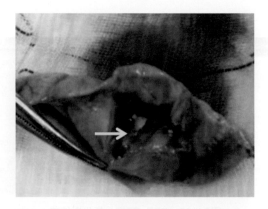

图3-109　术中大体标本：小块肺叶切除标本，大小为9.2 cm×4.5 cm×1 cm

免疫组织化学结果：CK7（+），P40（-），TTF-1（+），SY（-），CEA（+），CDX-2（-），STATB2（-），P63（-），Ki-67（15%+），CK（+），VIM（+），D2-40（-）。

病理诊断：（左下肺结节）高分化黏液腺癌（图3-110），大小约为1.8 cm×1.8 cm×0.5 cm，累及肺被膜，周围肺组织部分肺泡腔扩张，肺泡间隔断裂，局灶可见异位脑膜瘤。

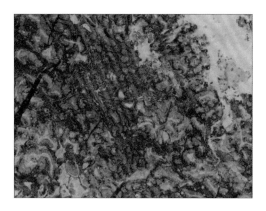

图3-110　病理示：肺高分化黏液腺癌，大小约为1.8 cm×1.8 cm×0.5 cm

病例34

周××，男，68岁，因"胸检发现右肺结节影1年"入院。

辅助检查：胸部CT示右肺下叶背段可见磨玻璃样密度增高影，大小2.85 cm，边界不整，右下肺磨玻璃密度灶内伴含气薄壁囊腔（图3–111）。

既往史：糖尿病病史10余年，余无特殊。

个人史：吸烟50余年，吸烟量20支/日，无饮酒史。

家族史：无肿瘤家族病史。

完善相关检查后无手术禁忌证，行胸腔镜手术治疗。

影像学特征

结节类型：混合磨玻璃密度结节。

所在肺叶：右肺下叶。

大小：直径为2.6 cm。

边界：不清。

毛刺征：有。

分叶征：有。

钙化：无。

胸膜凹陷征：无。

血管集束征：有。

空泡征：有。

密度均匀：不均匀。

CT值：–405 Hu。

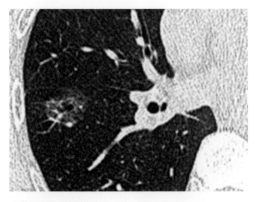

图3–111　胸部CT示：右肺下叶背段可见磨玻璃样密度增高影

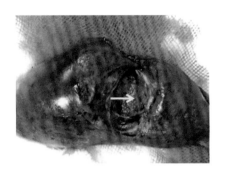

图3-112 术中大体标本：楔形肺切除
标本，大小为5.8 cm×3.5 cm×2.5 cm

术中特征

大体所见：右肺下叶结节，楔形肺切除标本（图3-112），大小为5.8 cm
×3.5 cm×2.5 cm，表面附钢钉，钢钉长7 cm，肺被膜面已被临床剖开，紧邻肺被
膜，距吻合钉0.5 cm，剖开处见一大小约为1.2 cm×0.7 cm×0.5 cm结节，结节灰
红，实性，质中。周围肺组织暗红，实性，质软。

病理结果

镜下所见：肿瘤细胞贴壁生长，呈钉突状，细胞核增大，深染，核浆比升
高，核膜不规则，间质充血出血。

免疫组织化学结果：CK7（＋），TTF-1（＋），CD34（部分-），SMA
（部分-），Ki-67（10%＋）。

病理诊断：（右肺下叶结节）肺浸润性腺癌（贴壁生长型约占80%，腺泡
型约占20%）（图3-113），肿瘤大小约为1.2 cm×0.7 cm×0.5 cm，紧邻肺被膜，
吻合钉断端未见癌累及；周围肺组织肺泡间隔断裂，肺泡腔扩张，充血出血。

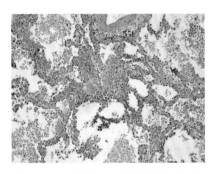

图3-113 病理示：肺浸润性腺癌，肿
瘤大小约为1.2 cm×0.7 cm×0.5 cm

病例35

林××，男，56岁，因"体检发现左肺下叶肿瘤1周"入院。

辅助检查：胸部CT示左肺下叶背段小结节灶（图3-114），具有恶性征象。肿瘤标志物：CYFRA21-1升高不超过5倍，余正常。

既往史：无特殊。

个人史：吸烟史20年，已戒烟，饮酒史20年，250 mL/日。

家族史：无肿瘤家族病史。

完善相关检查后无手术禁忌证，行胸腔镜手术治疗。

影像学特征

结节类型：实性结节。

所在肺叶：左肺下叶。

大小：直径为0.80 cm。

边界：清楚。

毛刺征：有。

分叶征：有。

钙化：无。

胸膜凹陷征：无。

血管集束征：无。

空泡征：无。

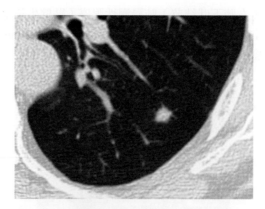

图3-114　胸部CT示：左肺下叶背段小结节灶，具有恶性征象

密度均匀：较均匀。

CT值：173 Hu。

术中特征

大体所见：左下肺结节，楔形肺组织一块（图3-115），大小为8.5 cm×2.5 cm×1.5 cm，一侧附吻合钉长8.5 cm，书页状切开，紧邻吻合钉切缘见直径0.8 cm淡棕结节，与周围界欠清，周围肺组织切面灰红，实性，质中。

病理结果

镜下所见：镜下肿瘤边界呈蟹足状，由增生平滑肌及纤维组织交错排列，内见散在不规则腺管样结构，部分腺体成角，被覆立方上皮，细胞核圆形，可见个别核分裂象，未见坏死，未见软骨及脂肪。

特殊检查：免疫组织化学结果，TTF-1（＋），NapsinA（＋），SY（－），CgA（－），CD56（－），EMA（＋），CK（＋），Ki-67（3%＋），CEA（－），P53（－），Vim（间质＋），SMA（间质＋），H-caldesmon（间质＋），CD34（间质－），DES（间质＋），ER（间质－），Calponin（间质＋），HMB-45（－）。

病理诊断：（左下肺结节）考虑为腺泡型腺癌可能（图3-116），纤维平滑肌瘤样错构瘤待排除。建议送上级医院会诊进一步诊断。

注：该病例肿瘤间质为平滑肌及纤维组织，与腺癌常见的癌性间质不同；但纤维平滑肌瘤样错构瘤系罕见肿瘤，其特点中多发生于女性，常多发，边界清楚，未见核分裂象等特征与该病例不符合。

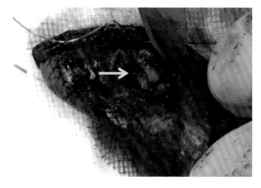

图3-115　术中大体标本：楔形肺组织一块，大小为8.5 cm×2.5 cm×1.5 cm

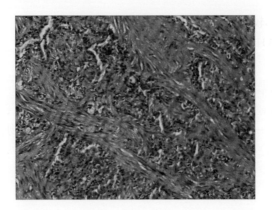

图3-116　病理示：肺腺泡型腺癌可能，纤维平
滑肌瘤样错构瘤待排除

病例36

钟××，男，50岁，因"体检发现右肺肿物4个月"入院。

辅助检查：胸部CT提示右上肺后段淡薄结节灶（图3–117）。

既往史：无特殊。

个人史：无吸烟、饮酒史。

家族史：无肿瘤家族病史。

完善相关检查后无手术禁忌证，行胸腔镜手术治疗。

影像学特征

结节类型：混合磨玻璃密度结节。

所在肺叶：右肺上叶。

大小：直径为1.20 cm。

边界：模糊。

毛刺征：无。

分叶征：无。

钙化：无。

胸膜凹陷征：有。

血管集束征：无。

空泡征：无。

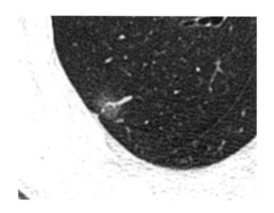

图3–117 胸部CT示：右上肺后段淡薄结节灶

密度均匀：不均匀。

CT值：-195 Hu。

术中特征

大体所见：右肺上叶肿物，肺楔形切除标本一份（图3-118），大小为10 cm×3.5 cm×2.8 cm，一侧附吻合钉，长11 cm，其上附两处扎线，局部被临床剖开。其一扎线处见一灰褐区，范围为0.8 cm×0.7 cm×0.4 cm，距胸膜距离0.2 cm，距吻合钉最近距离0.5 cm；其二扎线处，未见明显结节。周围肺组织灰红，实性，质软。

病理结果

镜下所见：瘤细胞沿着肺泡壁生长或排列成腺泡状，瘤细胞大小不一，胞浆较丰富，核大而深染，排列紊乱，可见核分裂象，间质纤维结缔组织增生，周围肺组织部分间隔纤维组织增生，间质血管扩张出血。

免疫组织化学结果：CK7（＋），TTF-1（＋），NapsinA（＋），SYN（－），Ki-67（5%+）。

病理诊断：（右肺上叶肿物）浸润性腺癌（60%贴壁型，40%腺泡型）（图3-119），大小为0.8 cm×0.7 cm×0.4 cm，紧邻、未累及胸膜，切缘未见癌累及；周围肺组织部分肺泡腔扩张，肺泡间隔增宽；间质纤维组织增生，灶性组织细胞、淋巴细胞浸润。

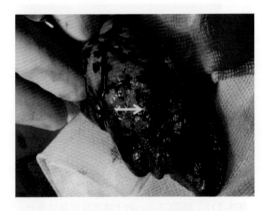

图3-118 术中大体标本：肺楔形切除标本一份，大小为10 cm×3.5 cm×2.8 cm

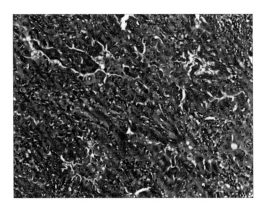

图3-119 病理示：肺浸润性腺癌，大小为
0.8 cm×0.7 cm×0.4 cm

病例37

陈××，男，68岁，因"咳嗽、咳痰、气喘3个月"入院。

辅助检查：胸部CT提示左上肺前段新发结节灶，最大径约1.0 cm（图3-120）。

既往史：无特殊。

个人史：无吸烟、饮酒史。

家族史：无肿瘤家族病史。

完善相关检查后无手术禁忌证，行胸腔镜手术治疗。

影像学特征

结节类型：实性结节。

所在肺叶：左肺上叶。

大小：直径为1.33 cm。

边界：清楚。

毛刺征：有。

分叶征：有。

钙化：无。

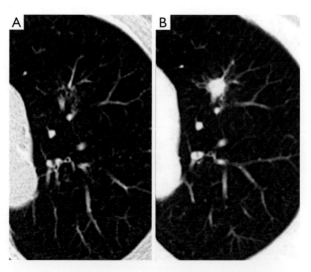

图3-120　胸部CT示：2016年4月28日左上肺前段新发结节灶（A）；2018年6月25日较前明显增大，密度增加（B）

胸膜凹陷征：无。

血管集束征：有。

空泡征：无。

密度均匀：较均匀。

CT值：158 Hu。

术中特征

大体所见：左上肺，肺叶切除标本（图3-121），大小为21.5 cm×13 cm×2.5 cm，支气管断端，长1.5 cm，直径2 cm，支气管周见淋巴结数枚，肺被膜尚光滑，局部已被临床切开，切面距肺被膜0.3 cm，距吻合钉切缘2.5 cm，见一灰白结节，大小约为1.2 cm×1 cm×0.6 cm，实性，质中，界不清，周围肺组织灰红、疏松、质软。

病理结果

镜下所见：瘤细胞排列呈腺泡状、实性巢状，细胞呈立方状、高柱状，核深染，间质纤维结缔组织增生；部分区域细胞弥漫排列，呈短梭形、上皮样，排列紊乱，瘤细胞大小不一，胞浆较丰富，核大而深染，可见较多核分裂象，间质水肿。

免疫组织化学结果：CK5/6（－），P63（－），CK7（＋），SY（－），TTF-1（＋），NapsinA（＋），CEA（＋），Ki-67（40%＋）。特殊染色结果：AB（个别+），PAS（－）。

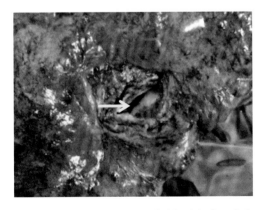

图3-121　术中大体标本：肺叶切除标本，大小为21.5 cm×13 cm×2.5 cm

病理诊断：（左上肺）肺浸润性腺癌（腺泡型60%，实性型40%）（图3-122），大小约为1.2 cm×1 cm×0.6 cm，局部累及支气管及肺被膜，支气管断端未见肿瘤累及，周围肺组织肺泡间隔增宽，间质血管扩张，充血伴炎细胞浸润；支气管周围淋巴结（0/5枚）未见癌转移。

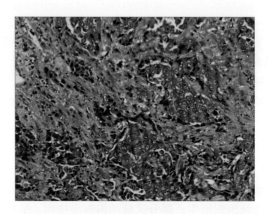

图3-122　病理示：肺浸润性腺癌，大小约为
1.2 cm×1 cm×0.6 cm

病例38

黄××，女，63岁，因"体检发现左肺阴影1年"入院。

辅助检查：胸部CT检查提示左上肺叶结节（图3-123）。PET-CT示：结节代谢不高（图3-124）。

既往史：10年前子宫肌瘤手术史；5年前行右侧膝关节微创术（具体不详），现膝关节仍疼痛不适。1个月前行内镜下结肠息肉电切术。

个人史：无吸烟、饮酒史。

家族史：无肿瘤家族病史。

完善相关检查后无手术禁忌证，行胸腔镜手术治疗。

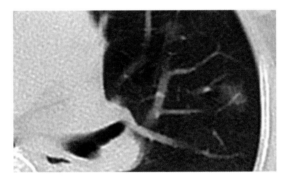

图3-123 胸部CT示：左上肺叶结节

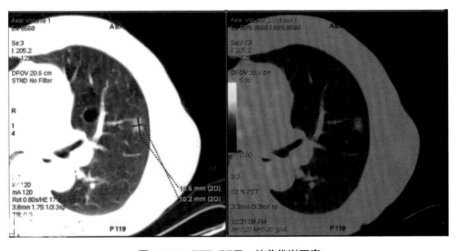

图3-124 PET-CT示：结节代谢不高

影像学特征

结节类型：磨玻璃密度结节。

所在肺叶：左肺上叶。

大小：直径为1.28 cm。

边界：模糊。

毛刺征：无。

分叶征：无。

钙化：无。

胸膜凹陷征：无。

血管集束征：无。

空泡征：无。

密度均匀：均匀。

CT值：-423 Hu。

术中特征

大体所见：楔形肺组织一块（图3-125），大小为8 cm×5.2 cm×1.5 cm，局部已被临床剖开，剖开处见缝线，其一切面见灰白淡棕区，范围为1 cm×0.6 cm×0.4 cm，质稍硬，距吻合钉断端约1 cm，其二扎线，未见明显异常，周围肺组织灰红，实性，质软。

病理结果

镜下所见：瘤细胞排列呈不规则腺样，瘤细胞大小不等，异型明显，胞浆

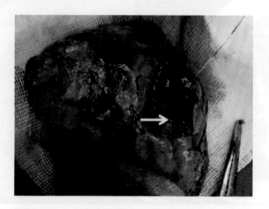

图3-125　术中大体标本：楔形肺组织一块，大小为8 cm×5.2 cm×1.5 cm

粉染，核浓染，间质纤维组织增生，慢性炎细胞浸润。

免疫组织化学结果：TTF-1（＋），CEA（＋），NapsinA（＋），SMA（＋），CD34（血管+），CD68（部分+），Ki-67（5%+）。

病理诊断：（左上肺）肺浸润性腺癌（贴壁生长型50%，腺泡型50%）（图3-126），范围为1 cm×0.6 cm×0.4 cm，肺被膜及吻合钉切缘均未见癌累及；周围肺组织肺泡间隔增宽，纤维组织增生，部分肺泡腔扩张、融合，间质炎细胞浸润。

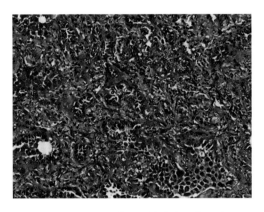

图3-126 病理示：肺浸润性腺癌，范围为1 cm×0.6 cm×0.4 cm

病例39

叶××，女，62岁，因"发现左肺多发肿物10天"入院。

辅助检查：胸部CT平扫示①左肺上叶小结节，左肺下叶结节灶（图3-127），性质待定，纵隔多发稍大淋巴结，请结合临床进一步检查。②双肺间质改变并坠积炎症，右肺下叶小气囊，请结合临床随访。③肝内多发小囊样灶。

既往史：2014年8月15日在我院骨科硬膜外麻醉下行左全髋关节置换术。

个人史：无吸烟史。

家族史：无。

完善相关检查后无手术禁忌证，行胸腔镜手术治疗。

影像学特征

结节类型：实性结节。

所在肺叶：左肺下叶。

大小：直径为1.32 cm。

边界：清楚。

毛刺征：无。

分叶征：有。

钙化：无。

胸膜凹陷征：无。

血管集束征：无。

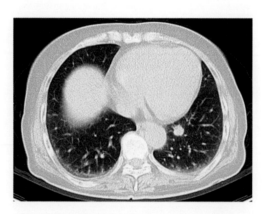

图3-127　胸部CT示：左肺下叶结节，性质待定

空泡征：无。

密度均匀：较均匀。

CT值：160 Hu。

术中特征

　　大体所见：左下肺结节，部分肺切除标本一个（图3-128），大小为5.8 cm×4.5 cm×2.5 cm，表面见钢钉吻合两条，长3.6 cm及6.0 cm，紧邻钢钉吻合切缘，距肺被膜面0.4 cm可见一大小为1.5 cm×1.2 cm×1.0 cm结节，结节切面灰白实性，质稍硬，界欠清，周围肺组织灰红、实性、质软（结节取全）。

病理结果

　　镜下所见：瘤细胞排列呈不规则腺样，瘤细胞大小不等，异型明显，胞浆粉染，核浓染，间质纤维组织增生，慢性炎细胞浸润。

　　免疫组织化学：CK7（+），TTF-1（+），NapsinA（+），Ki-67（20%+），EMA（+）。

　　病理诊断：（左下肺结节）肺浸润性腺癌（腺泡型90%，乳头型5%，微乳头型5%）（图3-129），大小为1.5 cm×1.2 cm×1.0 cm，肺被膜及吻合钉切缘均未见癌累及，周围肺组织部分肺泡扩张、融合，肺泡腔充血，间质纤维组织增生，组织细胞及炎细胞浸润。

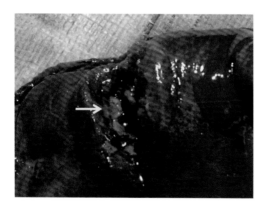

图3-128　术中大体标本：部分肺切除标本一个，大小为5.8 cm×4.5 cm×2.5 cm

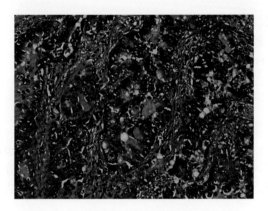

图3-129　病理示：肺中分化腺癌，大小为 1.5 cm×1.2 cm×1.0 cm

病例40

　　闫××，女，61岁，因"发现肺结节2个月"入院。

　　辅助检查：胸部CT示①右肺下叶外基底段结节灶（图3-130），考虑IA，胸膜侵犯可能。②左肺尖陈旧病变，右下肺气囊。③胆囊结石，肝左内叶钙化灶。

　　既往史：患有高血压10余年；2016年因青光眼行手术治疗；2017年因腿部韧带摔伤行手术治疗；2018年05月29日于我院全麻下行右乳腺腺叶切除术+右乳头成形术。

　　个人史：无。

　　家族史：父亲、大哥、爱人均有脑卒中史。

影像学特征

　　结节类型：实性结节。

　　所在肺叶：右肺下叶。

　　大小：直径为1.93 cm。

　　边界：清楚。

　　毛刺征：有。

　　分叶征：有。

　　钙化：无。

　　胸膜凹陷征：有。

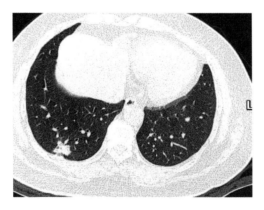

图3-130　胸部CT示：右下肺结节灶，考虑 IA，胸膜侵犯可能

血管集束征：有。

空泡征：有。

密度均匀：较均匀。

CT值：335 Hu。

术中特征

大体所见：右下肺肿物，楔形肺切除标本一个（图3-131），大小为5.5 cm×2.5 cm×2.2 cm，弧形手术切缘（见吻合钉）长6.0 cm，书页状切开，紧贴肺脏层胸膜、距切缘0.3 cm，见大小为1.9 cm×1.8 cm×0.9 cm类圆形肿物一枚，灰白，实性，质中，局灶硬化，边界欠清，周围肺组织红褐，质软，偏韧。

病理结果

镜下所见：肺组织内见肿瘤细胞沿着肺泡壁生长、排列成腺泡状或局灶呈乳头状，瘤细胞大小不一较致密，胞浆较丰富，红染，核大、深染，染色质粗，可见核仁及核分裂象，间质促纤维结缔组织反应，周围肺组织局灶呈肺气肿改变。

免疫组织化学：CK7（+），NapsinA（+），TTF-1（+），SYN（-），P40（-），D2-40（-），Ki-67（热点区约30%+）。

特殊染色：弹力纤维染色显示肺脏层胸膜未见癌侵犯。

病理诊断：（右下肺楔形切除术）浸润性肺腺癌（腺泡型占60%，贴壁型占35%，乳头型占5%）（图3-132），大小为1.9 cm×1.8 cm×0.9 cm，间质脉管内未见癌栓，脏层胸膜及手术切缘未见癌累及。

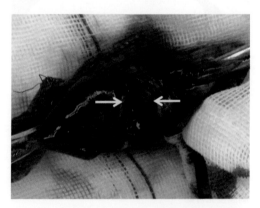

图3-131　术中大体标本：楔形肺切除标本一个，大小为5.5 cm×2.5 cm×2.2 cm

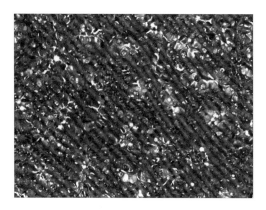

图3-132　病理示：肺浸润性腺癌，大小为
1.9 cm×1.8 cm×0.9 cm

病例41

张××，女，50岁，因"咳嗽咳痰3个月余，发现右肺占位3个月"入院。

辅助检查：胸部高分辨率CT扫描/HRCT示①右肺中叶亚实性（混合密度）结节灶（图3-133）。②右肺中叶内侧段及左肺上叶前段局部支气管轻度扩张伴炎症。

既往史：无。

个人史：无。

家族史：无。

影像学特征

结节类型：混合磨玻璃密度结节。

所在肺叶：右肺中叶。

大小：直径为1.07 cm。

边界：清楚。

毛刺征：有。

分叶征：有。

钙化：无。

胸膜凹陷征：无。

血管集束征：有。

空泡征：无。

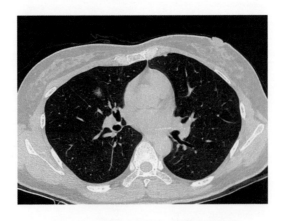

图3-133 胸部HRCT示：右肺中叶结节

密度均匀：不均匀。

CT值：-5 Hu。

术中特征

大体所见：右肺中叶，不规则肺组织一块（图3-134），大小为5.5 cm×5 cm×1 cm，局部可见支气管，切端直径1.2 cm，吻合钉长6 cm，距吻合钉约0.8 cm，局部已被临床剖开，切面见一灰白结节，大小约为1.2 cm×1 cm×0.3 cm，灰白，实性，质略硬，周围肺组织灰红，实性，质软。

病理结果

镜下所见：瘤细胞沿着肺泡壁生长或排列成腺泡状，瘤细胞大小不一，胞浆较丰富，核大而深染，排列紊乱，可见核分裂象，间质纤维结缔组织增生。

免疫组织化学：CK7（＋），TTF-1（＋），NapsinA（＋），Ki-67（5%＋），CD34（＋），SMA（＋），D240（－）。

特殊染色：弹力纤维染色（＋）。

病理诊断：（右肺中叶）肺浸润性腺癌（腺泡型80%，贴壁生长型20%）（图3-135），大小为1.2 cm×1 cm×0.3 cm，癌累及但未突破肺脏层胸膜，吻合钉断端及支气管断端均未见癌累及，周围肺组织部分间隔纤维组织增生，间质血管扩张出血。

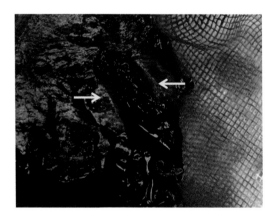

图3-134 术中大体标本：不规则肺组织一块，大小为5.5 cm×5 cm×1 cm

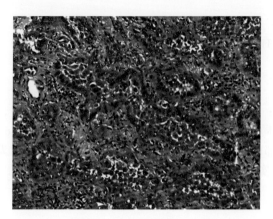

图3-135　病理示：肺浸润性腺癌，大小为1.2 cm ×1 cm×0.3 cm

病例42

　　翁××，女，64岁，因"发现右肺上叶结节1个月余"入院。

　　辅助检查：胸部CT示右肺上叶前段混合密度团块，恶性可能（图3-136）；左肺下叶背段磨玻璃结节，恶性不除外；左肺上叶肺大泡；右侧部分肋骨骨皮质扭曲（陈旧性骨折？），请结合临床；胸主动脉及左冠状动脉少许钙化斑。

　　既往史：30年前曾有胸部外伤史致右侧第6肋骨骨折，32年前曾有蘑菇肺。

　　个人史：无。

　　家族史：无。

影像学特征

　　结节类型：亚实性结节。

　　所在肺叶：右肺上叶。

　　大小：直径为2.48 cm。

　　边界：清楚。

　　毛刺征：有。

　　分叶征：有。

　　钙化：无。

　　胸膜凹陷征：无。

　　血管集束征：无。

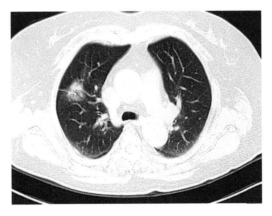

图3-136　胸部CT示：右肺上叶前段混合密度团块，恶性可能

空泡征：无。

密度均匀：不均匀。

CT值：195 Hu。

术中特征

大体所见：标本类型，肺叶切除（图3-137）；肿瘤所在位置：右肺上叶；肿瘤大体类型：周围型；肿瘤大小：2.2 cm×1.7 cm×2.2 cm。

病理结果

镜下所见：组织学分化，腺泡状腺癌约占60%，实体状腺癌30%，附壁生长型腺癌约占10%。脉管内癌栓：无；神经侵犯：无。

支气管切端：未累及；周围肺组织情况：周围肺组织，部分肺泡扩张、融合，被覆立方/扁平上皮，间质纤维组织增生，组织细胞及炎细胞浸润，肿瘤细胞未侵及脏层胸膜。

免疫组织化学：CK7（＋），NapsinA（＋），TTF-1（＋），SY（－），P40（－），Ki-67（10%＋）。

病理诊断：肺浸润性腺癌（图3-138）。

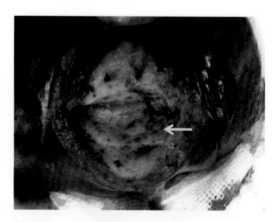

图3-137　术中大体标本：肺叶切除标本，大小为 2.2 cm×1.7 cm×2.2 cm

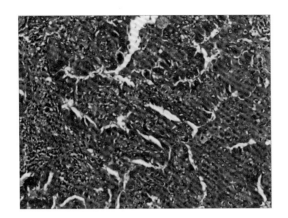

图3-138 病理示：肺浸润性腺癌

病例43

李××，女，68岁，因"体检发现双肺多发结节半月余"入院。

辅助检查：胸部CT平扫+增强示①左肺上叶尖后段混合磨玻璃结节（LURADS4a类）（图3-139），建议进一步评估。②右肺上下叶多发稍高密度影（部分伴空洞）（LURADS3类），请结合临床密切随访。③右肺上叶微小结节。④肝右叶一过性灌注异常，需除外血管瘤。⑤甲状腺左叶显示不清，请结合临床。⑥食管上段局部小结节突向腔内，右主支气管内小痰栓，随访或结合其他检查。

既往史：有高血压病史20年。

家族史：无。

影像学特征

结节类型：混合磨玻璃密度结节。

所在肺叶：左肺上叶。

大小：直径为1.43 cm。

边界：模糊。

毛刺征：无。

分叶征：无。

钙化：无。

胸膜凹陷征：无。

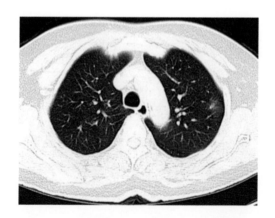

图3-139　胸部CT平扫+增强示：左上肺结节

血管集束征：无。

空泡征：无。

密度均匀：不均匀。

CT值：-165 Hu。

术中特征

大体所见：左上肺结节，肺楔形切除标本（图3-140），大小为11.5 cm×4 cm×2 cm，一侧附吻合钉，长11.5 cm，部分已被临床剖开，切面可见一结节，大小为1 cm×1 cm×0.6 cm，切面灰白，实性，质中，界欠清，周围肺组织灰红，实性，质软。

病理结果

镜下所见：送检肺组织见肿瘤细胞部分呈腺泡状排列，部分呈贴壁样，浸润性生长，肿瘤细胞胞浆丰富，核大深染，核分裂象可见，间质纤维组织增生。

免疫组织化学：TTF-1（＋），CK7（＋），CK20（－），Ki-67（5%＋），D2-40（局灶－），CD34（局灶－），SMA（＋），CEA（＋）。

病理诊断：（左上肺结节）肺浸润性腺癌（腺泡型40%，贴壁生长型60%）（图3-141），大小为1 cm×1 cm×0.6 cm，周围伴不典型腺瘤样增生，肺被膜、吻合钉断端未见癌累及；周围肺组织肺泡扩张、融合，间质血管扩张，充血。

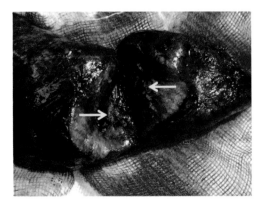

图3-140 术中大体标本：肺楔形切除标本，大小为11.5 cm×4 cm×2 cm

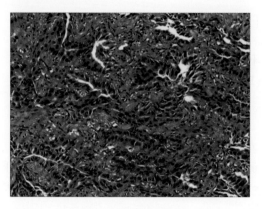

图3-141　病理示：肺浸润性腺癌，大小为1 cm
×1 cm×0.6 cm

（耿国军）

第四章 良性肿瘤

肺部良性肿瘤比较少见，其种类很多，可起源于肺和支气管的所有各种不同类型细胞。绝大多数无临床症状和体征，常在胸部X线或CT检查时发现。

肺良性肿瘤根据其分类不同症状也不同。周围型良性肿瘤的大小及部位决定其表现，多数肿瘤不会引起临床症状。少数患者可因瘤体较大、邻近支气管或其他不明原因而有临床症状，咳嗽及非特异性胸痛最常见，也可出现胸闷、咯血丝痰、乏力等。中心型良性肿瘤的大小及活动度决定其表现，多数病例有明显的症状及体征。体积较小的肿瘤多无任何症状。较大的肿瘤，因不完全地阻塞气管，可闻及喘鸣音。如果肿瘤大部或完全地阻塞呼吸道，可表现为咳嗽、咳痰、胸痛、发热、喘鸣甚至咯血等症状。

临床上常见的肺良性肿瘤特点

肺错构瘤

错构瘤发病率在肺部良性肿瘤中占第1位，大多数在40岁以后发病，男性发病率为女性的2~4倍，占肺部肿瘤的8%，占良性肺肿瘤的75%~77%，占肺部"硬币样"病变的80%。绝大多数肺内错构瘤（约80%以上）生长在肺的周边部，紧贴于肺的脏层胸膜之下，有时突出于肺表面，仅少数引起症状，查体也没有阳性体征。

影像学检查：肺错构瘤多为单发，仅2.6%为多发，且多发者多为2个瘤体。位于肺实质内错构瘤较多见，80%以上位于肺周边，支气管腔内型极少见。在右肺的较左肺多，在下叶的较上叶多。10%~30%可见钙化，以偏心钙化最多见，中心型钙化少见；爆米花征是肺错构瘤的特征性表现，但不是肺错构瘤所独有。

病理学特征：肺错构瘤是正常组织的不正常组合和排列，这种组织学的异常可能是器官组织在数量、结构或成熟程度上的错乱。病理构成主要是软骨、脂肪、平滑肌、腺体、上皮细胞，有时还有骨组织或钙化，肉眼观察瘤体呈球形、卵圆形，周边的结缔组织间隔使其分叶，无包膜，但分界清，绝无浸润，仅个例恶性报道。

肺炎性假瘤

肺炎性假瘤患者以青壮年多见，一般发病年龄为30~40岁，女性多于男性。是由肺内慢性炎症产生的肉芽肿、机化、纤维结缔组织增生及相关的继发病变形成的类瘤样肿块，并非真正的肿瘤。肺炎性假瘤较常见，仅次于肺错构瘤，居第2位。

影像学特征：影像学检查形状为圆形或椭圆形，边缘光滑锐利的结节影，可钙化，有些边缘模糊，似有毛刺或呈分叶状，与肺癌很难鉴别。肺炎性假瘤在肺部无明确的好发部位。这些都给术前诊断肺炎性假瘤造成困难。尤其难与肺癌区别，又偶有癌变的可能，因此一般主张及早手术，明确诊断。

病理性特征：肺炎性假瘤一般位于肺实质内，累及支气管的仅占少数。绝大多数单发，呈圆形或椭圆形结节，一般无完整的包膜，但肿块较局限、瘤体质硬、黄白色、边界清楚，有些还含有较厚而缺少细胞成分的胶原纤维组织，使其与肺实质开开。少数肺炎性假瘤可以发生癌变。肿瘤组织学呈多形性，含有肉芽组织的多寡不等、排列成条索的成纤维细胞、浆细胞、淋巴细胞、组织细胞、上皮细胞以及内含中性脂肪和胆固醇的泡沫细胞或假性黄瘤细胞，以成熟的浆细胞为主。

硬化性血管瘤

硬化性血管瘤是来源于毛细血管的内皮细胞肿瘤。患者可有咳嗽、咯血。胸部X线检查显示肺野内孤立的圆形或椭圆形阴影，边界清晰，密度均匀，断层可更清楚地显示肿块影的形态，部分病例阴影呈分叶状，内偶见钙化影。肺硬化性血管瘤术前难于确定诊断，宜早期手术，手术可根据病灶大小和部位决定行肺段或肺叶切除，尽量保留较多的肺组织。手术预后均良好。

肺内畸胎瘤

肺内畸胎瘤是一种原发于肺内的胚胎性肿瘤，为迷走于肺内的胚胎性组织被肺实质包围所形成，属良性肿瘤，但可恶变。分囊性和实质性两种，均含有3种胚层组织。本病多无明显自觉症状，如并发感染，可有咳嗽、咯血、胸痛、咳腥臭脓痰等。影像学检查多为继发病变的表现，如肺脓肿、支气管扩张、肺不张等。

纤维瘤

纤维瘤在肺实质内少见。可见于任何年龄，男女发病相近。肿瘤可带蒂，包膜完整，质地不一，可有钙化，有上皮覆盖，可见表层有不同程度的血管。镜下表现为单纯的无细胞结构的纤维组织，或疏松结构的纤维组织，也有囊性变或骨化的报告。生长缓慢，支气管镜下可见管腔内结节状或有/无蒂的息肉状肿物，直径多为2~3.5 cm。大气管内的纤维瘤可激光烧除或内镜下切除，肺内纤维瘤可保守切除。

软骨瘤

软骨瘤是位于支气管壁软骨部最常见的支气管内肿瘤，位于肺实质内者少见。Franco提出软骨瘤专指仅含中胚层的软骨成分的良性肿瘤，不应与错构瘤相混淆，后者含结缔组织及上皮组织。肿瘤直径极少>5 cm的球形肿物，与正常肺组织分界清，表面光滑或结节感，可有分叶，有包膜、实性、质硬、半透明，易于剥离。剖面呈黄、白或褐色，瘤体边缘较中心硬，可见骨化或钙化成分，状如蛋壳。镜下为被覆上皮的软骨组织，无腺体及其他成分。男女发病率相近，年龄为20~64岁，为典型下呼吸道良性肿瘤的临床表现。肺内软骨瘤术前难以确诊。切除术后可复发，偶见恶变为软骨肉瘤，而复发者恶变机会更大。软骨瘤鼓励扩大切除范围。

脂肪瘤

脂肪瘤起源于中胚层，下呼吸道脂肪瘤占所有肺部肿瘤的0.1%，占肺部良性肿瘤的4.6%。主要位于大气管壁黏膜下层，由大支气管壁延伸到细支气管。男性多见，女性仅占10%~20%。发病年龄以40~60岁最为多见。除典型症状外，因脂肪瘤内缺乏血管，故无咯血痰的症状，但如合并感染，可有血痰。X线胸片特征性表现：周边型脂肪瘤的阴影密度低，阴影内可见肺纹理。中心型的支气管镜检查见圆形、活动的息肉样肿物，基底部多窄小形成蒂，表面光滑、呈黄色或灰黄色。多数脂肪瘤呈哑铃状，主体位于气管外，窄细的颈位于支气管壁内连接腔内、外的瘤体。

平滑肌瘤

肺平滑肌瘤是早期被认识的肺部良性肿瘤之一，肺平滑肌瘤属于支气管和肺的良性肿瘤。肿瘤细胞形态和分化与正常细胞相似，生长呈膨胀方式、缓慢、不转移。肿瘤可位于气管、支气管内，也可位于周围肺组织，发生率相近。少见，女性略多，一般无临床症状。影像学示边缘清楚，可单发或多发，球影内可有钙化斑点。少数病例平滑肌瘤可生长于肺叶或肺段支气管内，引起远端肺不张或阻塞性肺炎。

神经纤维瘤

肺神经纤维瘤可发生于支气管或肺脏，大多数患者无症状，见于任何年龄，男女无差别。肿瘤在支气管内呈息肉状，或在支气管外有蒂与支气管壁相连。肿瘤包膜完整，呈分叶状，灰棕色或淡黄色。常有囊肿变性、出血。镜检肺神经纤维瘤具有纤维瘤的特点，与神经关连。神经鞘瘤细胞则有典型的栅状细胞核（Antoni B组织）、被无细胞的纤维组织（Antoni A组织）所隔开，并常有囊性（黏液样）变性、玻璃样变的血管壁和出血等变化。

肺部良性肿瘤虽然属于良性疾病，但有部分不易与早期肺部恶性肿瘤鉴别，良性病变可能恶变。故准确区分肺部良、恶性肿瘤十分重要，目前认为，积极的微创手术是诊断及治疗肺周边型良性肿瘤的最佳手段且预后良好。

病例1

李××，女，33岁，因"体检发现孤立性肺结节2周"入院。

辅助检查：胸部CT示左上肺见一不规则结节影（图4-1），最大径约0.8 cm，可见分叶及毛刺，邻近胸膜略受牵拉，余肺野未见明显异常密度影。

既往史：无特殊。

个人史：无吸烟、饮酒史。

家族史：无特殊。

完善相关检查后无手术禁忌证，行胸腔镜手术治疗。

影像学特征

结节类型：实性。

所在肺叶：左肺上叶。

大小：直径为0.77 cm。

边界：清楚。

毛刺征：有。

分叶征：无。

钙化：无。

胸膜凹陷征：无。

血管集束征：无。

空泡征：无。

密度均匀：较均匀。

CT值：263 Hu。

术中特征

大体所见：左上肺肿物，楔形肺切除标本（图4-2），大小为6.5 cm

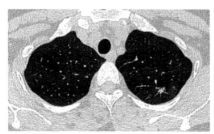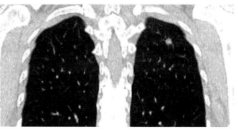

图4-1　胸部CT示：左上肺见一不规则结节影，最大径约0.8 cm

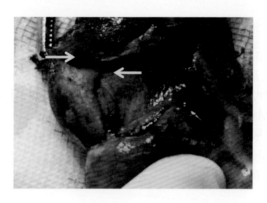

图4-2　术中大体标本：楔形肺切除标本，大小
为6.5 cm×3 cm×2 cm

×3 cm×2 cm，肺被膜光滑，距肺表面0.3 cm切面见一灰白区，范围为0.5 cm
×0.4 cm，灰白，实性，质中，界欠清。

病理结果

镜下所见：肺组织，间质内见肌纤维及胶原纤维增生结节，周围肺组织部
分区域肺泡间隔纤维组织略增生伴胶原化。

病理诊断：（左上肺肿物）肺组织部分区域肺泡间隔不规则纤维组织略增
生并胶原化（图4-3），伴胶原纤维增生结节形成。

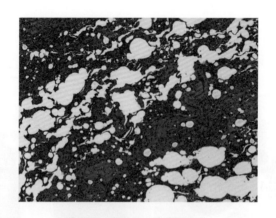

图4-3　病理示：肺胶原增生

病例2

林××，女，64岁，因"发现左上肺结节4个月"入院。

辅助检查：胸部CT示左肺尖见一结节影，边界欠清，大小约为1.4 cm ×1.7 cm，内见脂肪成分（图4-4）。肿瘤标志物：正常。

既往史：高血压病史12年，最高血压为140~150/90~100 mmHg，服用苯磺酸氨氯地平片，血压控制尚可。输卵管绝育史；4个月前行单根导管冠状动脉造影，术后服用盐酸胺碘酮、匹伐他汀至今；3个月前行子宫颈锥形切除术；2个月前行腹腔镜下盆腔粘连松解术+腹腔镜下全子宫切除术+腹腔镜下双侧输卵管-卵巢切除术。

个人史：无吸烟、饮酒史。

家族史：无特殊。

完善相关检查后无手术禁忌证，行胸腔镜手术治疗。

影像学特征

结节类型：实性结节。

所在肺叶：左肺上叶。

大小：直径为1.20 cm。

边界：部分模糊。

毛刺征：无。

分叶征：无。

钙化：无。

胸膜凹陷征：无。

血管集束征：无。

空泡征：无。

密度均匀：不均匀。

CT值：202 Hu。

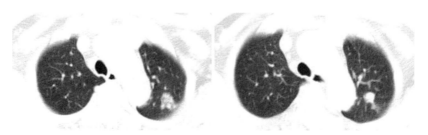

图4-4　胸部CT示：左肺尖见一结节，边界欠清，大小约为1.4 cm×1.7 cm；图为同一CT不同层面

术中特征

大体所见：左肺上叶肿物，楔形肺切除标本（图4-5），大小为9 cm ×4.3 cm×2 cm，切面见淡棕不规则区域，大小为1.5 cm×1 cm×1 cm，淡棕，实性，质中，界不清。

病理结果

镜下所见：送检肺组织，肺间质纤维组织增生，部分区域肺实变，部分支气管扩张，周边较多淋巴浆细胞浸润伴淋巴滤泡形成，血管周围平滑肌组织增生。

免疫组织化学结果：CD38（浆细胞+），CD138（浆细胞+），CD20（B细胞+），CD3（T细胞+），IgG4（>50个/HPF+），IgG4/IgG<40%，CK（上皮+），Ki-67（10%+）。CK（上皮+），TTF-1（+），Ki-67（5%+）。

病理诊断：（左肺上叶肿物）慢性肺间质性炎症伴局部支气管扩张，周边较多淋巴浆细胞浸润伴淋巴滤泡形成，血管周围平滑肌组织增生，部分区域纤维组织增生、灶性肺实变（图4-6）。

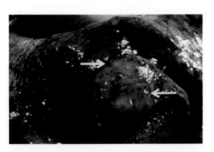

图4-5 术中大体标本：楔形肺切除标本，大小为9 cm×4.3 cm×2 cm

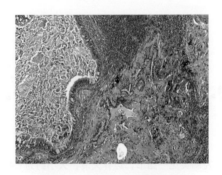

图4-6 病理示：肺间质炎症

病例3

许××，女，50岁，因"体检发现右肺多发结节4个月"入院。

辅助检查：胸部CT示①右上肺前段胸膜下结节灶，直径约0.7 cm。②右下肺外基底段结节灶，直径约0.5 cm（图4-7）。

既往史：2007年发现肺结核，予抗结核药物治疗半年（具体不详）后痊愈；余无特殊。

个人史：无吸烟、饮酒史。

家族史：无特殊。

完善相关检查后无手术禁忌证，行胸腔镜手术治疗。

影像学特征

结节类型：实性结节。

所在肺叶：右肺下叶。

大小：直径为0.85 cm。

边界：清楚。

毛刺征：无。

分叶征：无。

钙化：无。

胸膜凹陷征：无。

血管集束征：无。

空泡征：无。

密度均匀：较均匀。

CT值：126 Hu。

术中特征

大体所见：①右上肺结节，肺楔形切除标本，大小为8.7 cm×3 cm×2.3 cm，

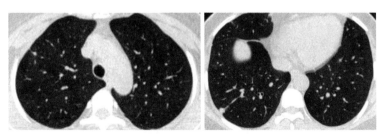

图4-7　胸部CT示：右上肺前段胸膜下结节灶，直径约0.7 cm；右下肺外基底段结节灶，直径约0.5 cm

切面见一结节大小为0.5 cm×0.4 cm×0.3 cm，灰褐，实性，质中。②右下肺结节，肺楔形切除标本，大小为4.2 cm×1.5 cm×1 cm，部分已被临床剖开，剖开处见一灰黄结节，大小为1 cm×0.8 cm×0.7 cm，紧邻肺被膜（图4-8）。

病理结果

镜下所见：肺组织，肺泡扩张，间质纤维组织增生，局灶坏死，周围伴上皮样肉芽肿形成，间质慢性炎细胞浸润。

分子病理结果：结核PCR（－）。

特殊染色结果：抗酸（－），PAS（－）。

病理诊断：右上肺结节，纤维胶原化结节并见较多粉尘颗粒沉着，并见淋巴结1枚反应性增生。

右下肺结节，肺坏死性肉芽肿性炎（图4-9），周围肺组织，肺泡扩张，间质纤维组织增生，伴慢性炎细胞浸润。请结合临床及相关实验室检查排除结核。

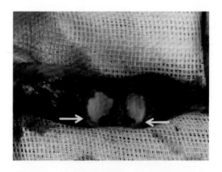

图4-8　术中大体标本：肺楔形切除标本，大小为8.7 cm×3 cm×2.3 cm

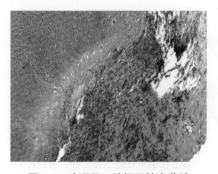

图4-9　病理示：肺坏死性肉芽肿

病例4

　　林××，男，63岁，因"间歇性咳嗽、咳痰3年"入院。

　　辅助检查：胸部CT示右肺下叶结节（图4-10），右肺中叶及左肺舌段炎性灶。PET-CT示：稍高代谢结节（图4-11）。

　　既往史：10年前于解放军第一七四医院行阑尾切除术。有高血压病史10年，服用氨氯地平1片/天，血压控制可，余无特殊。

　　个人史：无吸烟、饮酒史。

　　家族史：无肿瘤家族病史。

　　完善相关检查后无手术禁忌证，行胸腔镜手术治疗。

影像学特征

　　结节类型：实性结节。

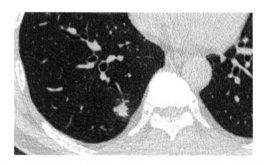

图4-10　胸部CT示：右肺下叶结节，右肺中叶及左肺舌段炎性灶

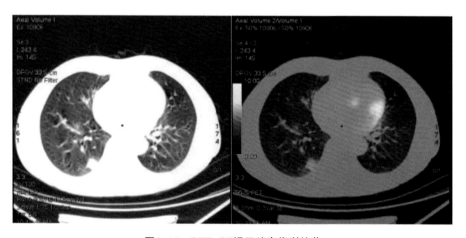

图4-11　PET-CT提示稍高代谢结节

所在肺叶：右肺下叶。

大小：直径为1.32 cm。

边界：清楚。

毛刺征：有。

分叶征：有。

钙化：无。

胸膜凹陷征：无。

血管集束征：无。

空泡征：无。

密度均匀：较均匀。

CT值：201 Hu。

术中特征

大体所见：右下肺结节，肺楔形切除标本（图4-12），大小为6 cm×2 cm×1.8 cm，一侧附吻合钉，长6 cm，部分被临床剖开，剖面见一质硬区，大小为1.5 cm×1.2 cm×1 cm，切面灰白、淡棕、质稍硬，紧邻被膜。

病理结果

镜下所见：肺组织，部分区域间质纤维组织增生伴淋巴细胞浆细胞浸润，肺泡上皮增生，部分肺泡腔内见渗出。

分子病理结果：结核PCR（-）。

特殊染色结果：PAS（-），PASM（-），抗酸（-）。

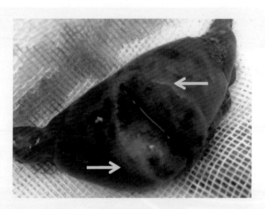

图4-12 术中大体标本：肺楔形切除标本，大小为6 cm×2 cm×1.8 cm

　　病理诊断：右下肺结节，肺组织，部分区域间质纤维组织增生伴淋巴细胞浆细胞等炎细胞浸润，部分区域见上皮样细胞聚集、肉芽肿形成；其内残留肺泡上皮增生，部分肺泡腔内见渗出及组织细胞聚集。符合肉芽肿性炎症伴机化性肺炎（图4-13）。

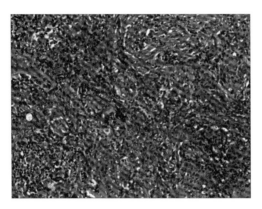

图4-13　病理示：肺肉芽肿性炎症伴机化性肺炎

病例5

江××，女，56岁，因"体检发现右肺上叶尖段占位15天余"入院。

辅助检查：胸部CT平扫+增强示右肺上叶尖段可见团块状软组织肿物影，边缘锐利，可见空气半月征（图4-14），最大截面约为1.32 cm×1.86 cm，CT值约为14 HU，增强后未见明显强化，相邻右上支气管旁、纵隔隆突下淋巴结钙化。

既往史：平素体健，否认高血压。

个人史：无吸烟、饮酒史。

家族史：无癌症家族史。

完善相关检查后无手术禁忌证，行胸腔镜手术治疗。

影像学特征

结节类型：实性结节。

所在肺叶：右肺上叶。

大小：直径为1.32 cm。

边界：欠清楚。

毛刺征：无。

分叶征：无。

钙化：有。

胸膜凹陷征：无。

血管集束征：无。

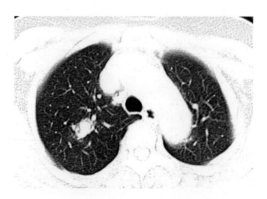

图4-14 胸部CT平扫+增强示：右肺上叶尖段可见团块状软组织肿物影，最大截面约为1.32 cm×1.86 cm

空泡征：有。

密度均匀：不均匀。

CT值：30 Hu。

术中特征

大体所见：右上肺，肺叶切除标本（图4-15），大小为11 cm×9 cm×2 cm，紧邻被膜，距支气管断端最近距离2.5 cm，剖面见一暗褐色结节，大小为2.5 cm×2 cm×1 cm，切面灰褐，实性，质烂，周围肺组织灰红，实性，质软，部分支气管扩张，最大直径1 cm，部分管腔内可见灰褐色物。

病理结果

镜下所见：肺组织，部分支气管周围见多量以淋巴细胞为主的炎细胞浸润伴淋巴滤泡形成；部分支气管扩张，部分支气管壁黏膜上皮脱落，部分支气管腔内见中性粒细胞聚集，部分支气管腔内见多量曲霉菌，周围肺组织部分间质纤维组织增生，部分肺泡间隔断裂，部分肺泡腔内见出血。

特殊染色结果：PAS（＋），六胺银（＋）。

病理诊断：（右上肺叶切除标本）肺真菌病，倾向肺曲霉菌病（图4-16），伴支气管扩张症，周围肺组织部分肺泡腔内见出血，部分肺泡间隔断裂，部分区域伴钙化。

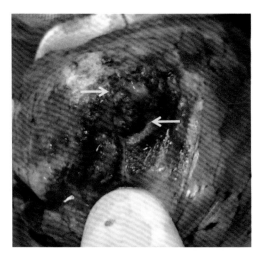

图4-15　术中大体标本：肺叶切除标本，大小为11 cm×9 cm×2 cm

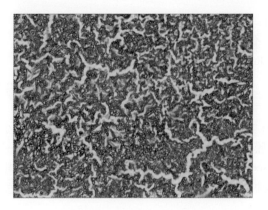

图4-16　病理示：肺曲霉病

病例6

严××，男，56岁，因"体检时发现右肺多发结节，伴咳嗽咳痰1个月余"入院。

辅助检查：胸部CT平扫+增强+三维重建（含静脉穿刺及留置针）示①左肺下叶纤维索条灶，右肺上叶陈旧性结核可能，请结合临床。②双肺轻度间质性改变。③右肺多发结节灶，建议随访（图4-17）。

既往史：无。

个人史：近期家中有饲养鸽子3个月余，先天性红绿色盲，无吸烟饮酒史。

家族史：无。

影像学特征

结节类型：实性结节。

所在肺叶：右肺下叶。

大小：直径为1.47 cm。

边界：清楚。

毛刺征：无。

分叶征：无。

钙化：无。

胸膜凹陷征：无。

血管集束征：无。

空泡征：无。

密度均匀：较均匀。

CT值：209 Hu。

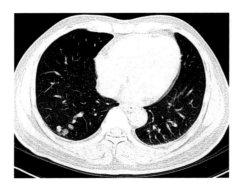

图4-17　胸部CT平扫+增强+三维重建示：
右下肺多发结节

术中特征

大体所见：右下肺结节，不规则肺组织（图4-18），大小约为6 cm ×4.5 cm×2.8 cm，其上见吻合钉长11 cm，肺被膜光滑，局部已被临床剖开，剖开处见结节两枚，其一大小为1.2 cm×1 cm×0.8 cm，距肺被膜0.4 cm，距吻合钉最近距离1.5 cm，其二大小为1.6 cm×0.7 cm×0.6 cm，紧邻肺被膜，距吻合钉最近距离2.5 cm，两结节距离约0.6 cm，切面均灰白，实性，质中，周围肺组织灰红，实性，质软。

病理结果

镜下所见：肺组织，间质纤维组织增生，并见多量上皮样细胞、多核巨细胞聚集浸润、肉芽肿形成，并见隐球菌样孢子。

分子病理结果：结核PCR（-）。

特殊染色结果：PAS（+），PASM（+），粘卡（+），抗酸染色（-）。

病理诊断：（右下肺结节）肺隐球菌病（图4-19）。

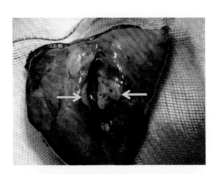

图4-18　术中大体标本：不规则肺组织，大小约为6 cm×4.5 cm×2.8 cm

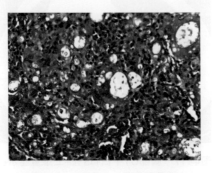

图4-19　病理示：肺隐球菌病

病例7

王××，女，27岁，因"体检发现左肺占位5个月余"入院。

辅助检查：胸部CT平扫+三维成像示①左肺下叶背段斜裂旁结节灶，建议肺结节专科门诊就诊；②左肺上叶前段及左肺斜裂处小结节（图4-20），随访；③右肺中叶内侧段条索影。

既往史：无。

个人史：无。

家族史：无。

影像学特征

结节类型：混合磨玻璃密度结节。

所在肺叶：左肺下叶斜裂旁。

大小：直径为1.10 cm。

边界：不清。

毛刺征：无。

分叶征：有。

钙化：无。

胸膜凹陷征：无。

血管集束征：无。

空泡征：可疑。

密度均匀：不均匀。

CT值：-147 Hu。

术中特征

大体所见：①左上肺尖段结节，楔形肺组织一块，大小为5 cm×2 cm×

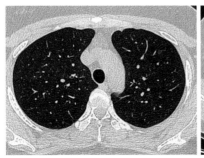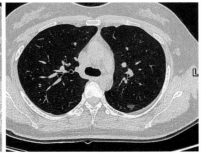

图4-20　胸部CT平扫+3D示：左上肺及左下肺结节

1.5 cm，一端扎线，并见定位针，切面灰红，实性，质软，切面见灰褐结节两枚，直径0.2~0.4 cm。②左下肺结节，楔形肺组织一块，大小为6.5 cm×2 cm×0.8 cm，一侧附吻合钉，长6.5 cm，切面灰红，实性，质软，切面见灰褐结节两枚，直径0.6~0.7 cm（图4-21）。

病理结果

镜下所见：肺组织，肺泡腔内局灶肺泡上皮增生，细胞核略增大、深染，部分肺泡腔扩张、融合，肺泡隔小血管增生扩张伴淤血、出血，部分区域间质纤维组织增生伴慢性炎细胞浸润。

免疫组织化学：TTF-1（＋），CEA（局部+），P53（－），CD34（部分间质弱+），SMA（间质+），Ki-67（4%+），D2-40（－）。

病理诊断：左上肺尖段结节，不典型肺泡上皮增生（AAH），直径约0.3 cm。左下肺结节：微小浸润性腺癌，病灶直径0.4 cm；吻合钉切缘及被膜未见癌累及（图4-22）。

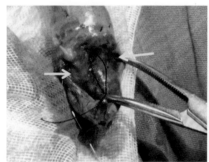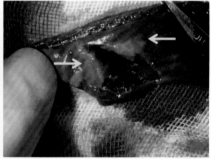

图4-21　左上肺（A）及左下肺结节（B）术中标本

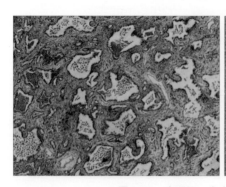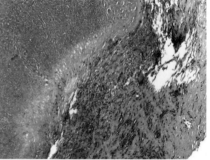

图4-22　病理示：左上肺AAH；左下肺MIA

病例8

吕××，男，49岁，因"体检右上肺占位伴厚壁空洞2周"入院。

辅助检查：胸部CT示两肺支气管血管束清晰，右肺上叶后段胸膜下见厚壁空洞（图4-23），边界清，大小约为4.1 cm×3.8 cm（肺窗），增强扫描未见明显强化；余肺野未见异常密度影。两肺门区未见明显异常。纵隔内未见异常增大的淋巴结。心影形态、大小未见明显异常。双侧胸膜未见增厚，双侧胸腔未见积液。

既往史：无。

个人史：无。

家族史：无。

影像学特征

结节类型：实性肿块伴空洞。

所在肺叶：右肺上叶。

大小：直径为3.95 cm。

边界：清楚。

毛刺征：无。

分叶征：无。

钙化：无。

胸膜凹陷征：无。

血管集束征：无。

空泡征：无。

密度均匀：不均匀。

CT值：228 Hu。

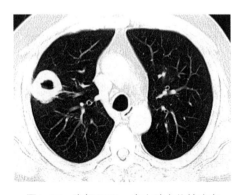

图4-23　胸部CT示：右上肺占位性病变

术中特征

大体所见：右上肺，部分肺切除标本（图4-24），大小为15.5 cm×6.5 cm ×2.5 cm，其上附吻合钉两条，长4.5~15 cm，支气管断端附吻合钉，长2.2 cm，标本被临床部分剖开，切面见结节一个，大小为4.5 cm×3.2 cm×2.8 cm，切面灰白，实性，质中，局灶质烂，周围肺切面灰红，实性，质软。

病理结果

镜下所见：肺组织，见大片干酪样坏死，周围类上皮细胞增生及多核巨细胞浸润，周围纤维组织增生，淋巴细胞、浆细胞浸润。

免疫组织化学：无。

分子病理结果：结核PCR（+）；特殊染色结果：抗酸（+），PAS（－）。

病理诊断：（右上肺）肉芽肿性病变伴大片坏死，结合抗酸染色及结核PCR结果符合肺结核；支气管周围淋巴结2枚，其一内见肉芽肿病变（图4-25）。

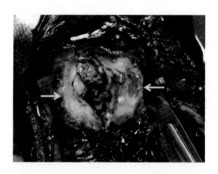

图4-24 术中大体标本：部分肺切除标本，大小为15.5 cm×6.5 cm×2.5 cm

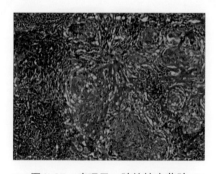

图4-25 病理示：肺结核肉芽肿

病例9

蔡××，男，46岁，因"体检发现双肺多发结节10天"入院。

辅助检查：胸部CT示双肺多发小结节，最大者位于右上肺，直径为1.0 cm并多发长毛刺（图4-26）。

既往史：无慢性病史，无手术史。

个人史：无吸烟史及不良嗜好。

家族史：无。

完善相关检查后无手术禁忌证，行胸腔镜手术治疗。

影像学特征

结节类型：实性结节。

所在肺叶：右肺上叶。

大小：直径为0.85 cm。

边界：不清。

毛刺征：有。

分叶征：无。

钙化：无。

胸膜凹陷征：无。

血管集束征：无。

空泡征：无。

密度均匀：不均匀。

CT值：245 Hu。

术中特征

大体所见：右上肺肿物，楔形肺切除标本（图4-27），大小为6 cm

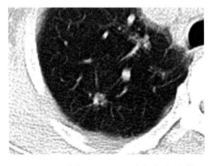

图4-26　胸部CT示: 双肺多发小结节

×3.5 cm×2.5 cm，距钢钉吻合0.5 cm、距被膜1.1 cm，可见一大小约为1.8 cm×1.0 cm×0.8 cm淡棕结节，质中，界尚清；周围肺组织紧邻被膜处，见一灰黑结节，直径0.2 cm，质稍硬；周围肺组织灰红，实性，质软。

病理结果

镜下所见：肺组织，部分肺泡腔扩张，局部见灶状胶原纤维增生、少量炎细胞浸润、碳末沉积，另见直径0.2 cm钙化结节，结节周见小灶组织细胞聚集灶。

免疫组织化学结果：CK5/6（部分+），P63（部分+），CK7（+），TTF-1（+），Ki-67（1%+）。

病理诊断：（右上肺肿物）肺组织，部分肺泡腔扩张，局部见灶状胶原纤维增生、少量炎细胞浸润、碳末沉积，另见直径0.2 cm钙化结节（图4-28），结节周见小灶组织细胞聚集灶。

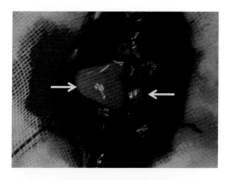

图4-27 术中大体标本：楔形肺切除标本，大小为6 cm×3.5 cm×2.5 cm

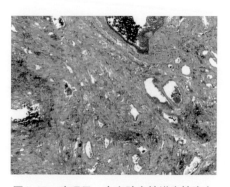

图4-28 病理示：右上肺良性增生性病变

病例10

甘××，女，38岁，因"体检发现肺部结节4年余"入院。

辅助检查：胸部CT平扫+三维成像示右上肺尖段结节灶（LU-RADS4类）
（图4-29）。

既往史：无。

个人史：无。

家族史：父亲死于肺癌。

影像学特征

结节类型：实性结节。

所在肺叶：右肺上叶。

大小：直径为0.97 cm。

边界：清楚。

毛刺征：有。

分叶征：无。

钙化：无。

胸膜凹陷征：有。

血管集束征：无。

空泡征：无。

密度均匀：较均匀。

CT值：133 Hu。

术中特征

大体所见：右上肺结节，肺楔形切除标本（图4-30），大小为8.3 cm

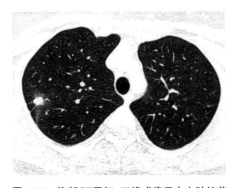

图4-29　胸部CT平扫+三维成像示右上肺结节

×3.5 cm×2.3 cm，其上附吻合钉，长约8.3 cm，已被临床剖开，剖开处见一灰褐结节，大小为0.7 cm×0.5 cm×0.4 cm，灰褐灰黄，实性，质中，周围肺组织灰红，质中。

病理结果

镜下所见：肺组织见肺泡腔扩张，间质纤维化伴灶性淋巴细胞、浆细胞浸润，局灶见上皮样细胞及多核巨细胞（郎罕细胞）组成的肉芽肿形成，中央见均质无结构坏死。

免疫组织化学：无。

特殊染色：抗酸染色（+/−），PAS（−），六氨银（−）。

分子病理：结核PCR（+）。

病理诊断：（右上肺结节，楔形肺切除标本）肺坏死性肉芽肿性炎（图4-31），结合光镜形态及PCR检测结果符合陈旧性结核（结核球）。

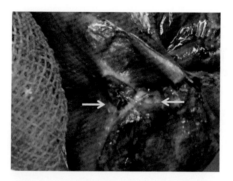

图4-30　术中大体标本：肺楔形切除标本，大小为8.3 cm×3.5 cm×2.3 cm

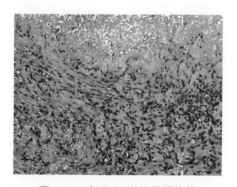

图4-31　病理示：陈旧性肺结核

病例11

林××，女，53岁，因"发现肺部结节10个月余，发现结节增大"入院。

辅助检查：胸部CT示左肺上叶下舌段斜裂旁结节灶较前稍增大，边界清，直径约1.4 cm，左肺尖区新见小结节，直径约3 mm（图4-32）。肿瘤标志物：正常。

既往史：10个月前行左侧乳房改良根治术+左单侧乳房假体置入术【术后病理：左乳腺浸润性导管癌，Ⅲ级，大小为2.5 cm×2 cm×1.7 cm；基底切缘未见癌累及。腋窝淋巴结（0/13枚）未见癌转移。左前哨淋巴结（2/2枚）见癌转移（宏转移）】；术后辅助化疗8周期；术后放疗方案：5 040 cGy/28F"。35年前行阑尾切除术。

个人史：无吸烟、饮酒史。

家族史：无特殊。

完善相关检查后无手术禁忌证，行胸腔镜手术治疗。

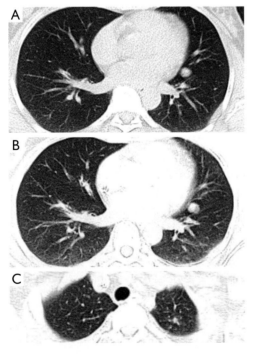

图4-32　胸部CT示：左肺上叶下舌段斜裂旁结节灶较前稍增大，边界清，直径约1.4 cm（A、B）；左肺尖区新见小结节，直径约3 mm（C）

影像学特征

结节类型：实性结节。

所在肺叶：左肺上叶。

大小：直径为1.30 cm。

边界：清楚。

毛刺征：无。

分叶征：无。

钙化：无。

胸膜凹陷征：无。

血管集束征：无。

空泡征：无。

密度均匀：较均匀。

CT值：196 Hu。

术中特征

大体所见：①左上叶尖段结节，楔形肺组织一块，大小为6.5 cm×3.5 cm×1.5 cm，局部已被临床剖开，见一扎线处，扎线处似见一结节，直径0.2 cm。②左上叶舌段结节，楔形肺组织一块，大小为2 cm×1 cm×0.4 cm，其上附一灰白结节，大小为1.2 cm×1 cm×1 cm，结节大部分与肺组织相剥离，结节切面灰白，实性，质中（图4-33）。

病理结果

镜下所见：（左上叶尖段结节）肺组织，肺泡腔扩张，部分区域间质纤维

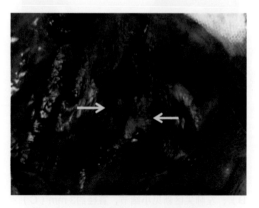

图4-33　术中大体标本：楔形肺组织一块

组织增生胶原化，伴大量碳末沉积，部分肺泡上皮增生，局部肺泡上皮细胞核略增大。

（左上叶舌段结节）结节由分叶状成熟的软骨及其他间叶成分组成，其间可见被覆细支气管上皮的裂隙。

免疫组织化学结果：CK7（＋），TTF-1（＋），NaspinA（＋），D2-40（－），SMA（间质+），CD34（血管+），GATA-3（－），P63（－），CD68（组织细胞+），ALK（D5F3）（－），Ki-67（局部10%+）。

病理诊断：（左上叶尖段结节）肺间质性炎症，间质纤维增生，局灶肺实变，肺泡上皮及组织细胞增生明显，散在淋巴细胞浸润。（左上叶舌段结节）软骨瘤样错构瘤（图4-34）。请结合临床。

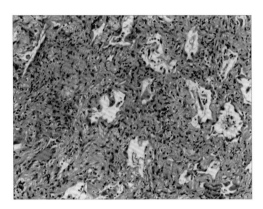

图4-34　病理示：软骨瘤样错构瘤

病例12

陈××，男，65岁，因"发现肺部结节2个月余"入院。

辅助检查：胸部CT平扫+增强①双肺间质性改变，伴双肺下叶坠积性炎症，左侧胸腔少量积液，请结合临床随访。②左下肺结节灶（图4-35），目前暂考虑球形肺炎可能，请结合临床定期随访除外肿瘤。穿刺病理检查：（左下肺）肺组织，局灶肺泡塌陷，纤维组织增生，局灶见少量异型细胞簇。肺腺癌可能性大。

既往史：发现高血压病10年余，血压为150~160/70 mmHg，口服缬沙坦氨氯地平，血压控制尚可。发现糖尿病3年余，口服西格列汀、格列齐特，血糖控制尚可。发现乙型肝炎小三阳1个月余，未诊治。余无特殊。

个人史：吸烟史30余年，平素约40支/天，未戒烟，饮酒史30余年，平素1杯洋酒/天。

家族史：无肿瘤家族病史。

完善相关检查后无手术禁忌证，行胸腔镜手术治疗。

影像学特征

结节类型：实性结节。
所在肺叶：左肺下叶。
大小：直径为1.35 cm。
边界：清楚。
毛刺征：有。

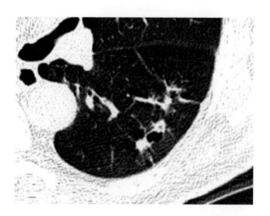

图4-35　胸部CT示：左下肺结节灶，目前暂考虑
球形肺炎可能

分叶征：无。

钙化：无。

胸膜凹陷征：无。

血管集束征：无。

空泡征：有。

密度均匀：较均匀。

CT值：248 Hu。

术中特征

大体所见：左下肺结节，肺楔形切除标本（图4-36），大小为10 cm×3.5 cm×2.5 cm，肺被膜面已被临床剖开，表面见缝线，切面见灰白结节4枚，最小的直径为0.4 cm，最大的为2.0 cm×1.5 cm×1.2 cm，最大结节距被膜约0.2 cm，其中一枚结节直径0.6 cm，距吻合钉切缘0.3 cm。

病理结果

镜下所见：肺组织，部分区域可见干酪样坏死，周围类上皮细胞增生及多核巨细胞浸润，周围纤维组织增生，淋巴细胞、浆细胞浸润。

分子病理结果：结核PCR（＋）。

特殊染色结果：PAS（－），抗酸（＋），六胺银（－），5号：PAS（－）。

病理诊断：（左下肺结节）肺干酪样结核（图4-37），周围肺组织局灶机化性肺炎改变，部分肺泡上皮增生。

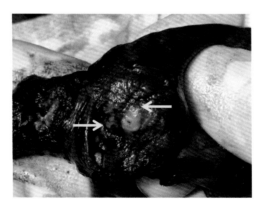

图4-36　术中大体标本：肺楔形切除标本，大小为10 cm×3.5 cm×2.5 cm

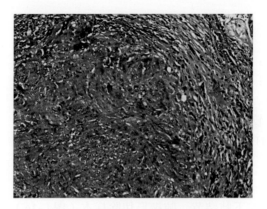

图4-37　病理示：肺干酪样结核

病例13

林××，男，68岁，因"体检发现右下肺肿块2周"入院。

辅助检查：胸部CT示右肺下叶毛刺结节（图4-38），最大径约1.1 cm，恶性待排。

既往史：高血压病史8年，服用降压灵控制血压；余无特殊。

个人史：有吸烟史；无饮酒史。

家族史：无特殊。

完善相关检查后无手术禁忌证，行胸腔镜手术治疗。

影像学特征

结节类型：实性结节。

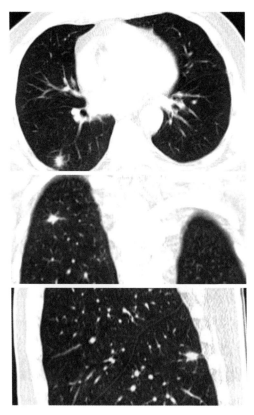

图4-38 胸部CT示：右肺下叶毛刺结节，最大径约1.1 cm

所在肺叶：右肺下叶。

大小：直径为1.42 cm。

边界：清楚。

毛刺征：有。

分叶征：无。

钙化：无。

胸膜凹陷征：有。

血管集束征：有。

空泡征：无。

密度均匀：较均匀。

CT值：120 Hu。

术中特征

大体所见：右下肺肿物，灰红肺组织一块（图4-39），大小为7.3 cm×3 cm×2.5 cm，局部已被临床剖开，剖开处见大小为0.9 cm×0.5 cm×0.5 cm结节，结节距被膜0.3 cm，结节与周围组织界不清，切面灰白，实性，质中。

病理结果

镜下所见：送检肺组织，部分肺泡扩张，部分间质纤维组织增生，部分肺泡腔内可见疏松水肿的纤维栓形成。

病理诊断：（右下肺肿物）符合机化性肺炎改变（图4-40）。请结合临床。

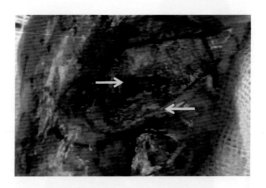

图4-39　术中大体标本：灰红肺组织一块，大小为7.3 cm×3 cm×2.5 cm

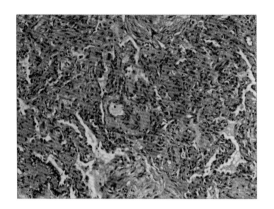

图4-40　病理示：机化性肺炎

病例14

林××，女，43岁，因"体检发现右肺上叶结节1年余"入院。

辅助检查：胸部CT提示右肺尖磨玻璃结节（图4-41）。

既往史：2005年于我院行子宫肌瘤剔除术。

个人史：无吸烟、饮酒史。

家族史：无癌症家族史。

完善相关检查，经胸腔镜肺楔形切除术，手术顺利。

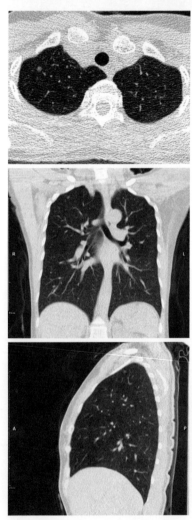

图4-41 胸部CT示：右肺上叶磨玻璃结节

影像学特征

结节类型：混合磨玻璃密度。

所在肺叶：右肺上叶。

大小：直径为0.52 cm。

边界：清楚。

毛刺征：无。

分叶征：无。

钙化：无。

胸膜凹陷征：无。

血管集束征：无。

空泡征：无。

CT值：-200 Hu。

密度均匀：不均匀。

术中特征

大体所见：右上肺结节，楔形肺组织一块（图4-42），大小为10 cm×5 cm×4 cm，距被膜0.5 cm，已被临床不规则剖开，切面见一淡棕结节，直径0.5 cm，界欠清，质中，周围肺组织灰红，实性，质软。

病理结果

镜下所见：肺泡被覆单层不典型上皮细胞，细胞胞浆较丰富，细胞呈圆形或穹窿状，类似肺泡Ⅱ型上皮细胞，核深染，核仁不明显。

免疫组织化学结果：TTF-1（＋），CK7（＋），CEA（－），D2-40（－），

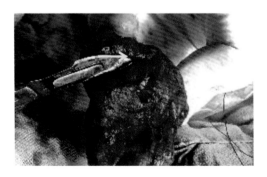

图4-42　术中大体标本：楔形肺组织一块，大小为10 cm×5 cm×4 cm

SMA（＋），CD34（＋），P53（野生型），Ki-67（3%＋）。

　　病理诊断：（右上肺结节）不典型腺瘤样增生（图4-43），直径约0.5 cm，周围肺组织见间隔纤维组织增生。建议随诊复查。

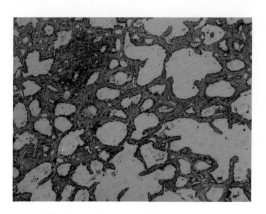

图4-43　病理示：不典型腺瘤样增生

病例15

　　吴××，女，30岁，因"间歇性咳嗽2年"入院。

　　辅助检查：2017年体检CT发现肺部结节（图4-44），予观察，近期发现结节增大。2018年10月26日肺部低剂量螺旋CT检查+三维成像，对比2018年3月28日CT，左下肺背段实变影较前增大、密度增高，不除外恶性。

　　既往史：2年前在我院发现左侧乳腺结节，予手术切除，病理未报告明显异常。1年前在中山医院发现左侧甲状腺结节，穿刺医师建议随访。

　　个人史：无吸烟、饮酒史。

　　家族史：无癌症家族史。

　　完善相关检查，经胸腔镜肺楔形切除术，手术顺利。

影像学特征

　　结节类型：亚实性结节样灶。

　　所在肺叶：左肺下叶。

　　大小：直径为1.23 cm。

　　边界：模糊。

　　毛刺征：无。

　　分叶征：无。

　　钙化：无。

　　胸膜凹陷征：无。

　　血管集束征：无。

　　空泡征：有。

　　密度均匀：不均匀。

　　CT值：234 Hu。

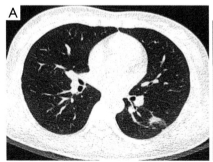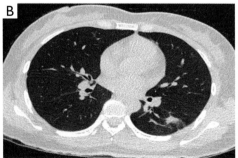

图4-44　胸部CT

左肺下叶结节（A，2018年3月28日），左肺下叶结节（B，2018年10月26日）。

术中特征

大体所见：左下肺结节，楔形肺切除标本（图4-45），大小为7 cm×3.0 cm×1.5 cm，部分已被临床剖开，距被膜约0.5 cm剖开处见一大小约为1.2 cm×1.0 cm×0.6 cm灰白结节，实性，质中，界不清。

病理结果

镜下所见：肺组织，部分细支气管周围见淋巴细胞等炎细胞浸润，部分肺泡上皮增生，伴细支气管上皮化生；间质纤维组织增生伴淋巴细胞等炎细胞浸润。

免疫组织化学结果：CK7（上皮+），CEA（个别+），TTF-1（+），NapsinA（+），CK（+），EMA（+），Vim（上皮-），CD34（血管+），Ki-67（3%+）。

病理诊断：（左下肺结节）肺组织，部分细支气管周围见淋巴细胞等炎细胞浸润（图4-46），部分肺泡上皮增生，伴细支气管上皮化生；间质纤维组织增生伴淋巴细胞等炎细胞浸润。

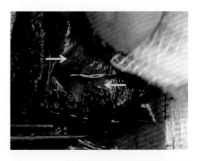

图4-45　术中大体标本：楔形肺切除标，大小为7 cm×3.0 cm×1.5 cm

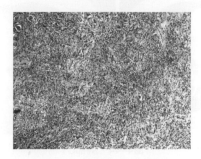

图4-46　病理示：炎性病变

病例16

吴××，女，22岁，因"反复咳嗽5个月余"入院。

辅助检查：胸部CT示右肺上叶尖后段及左肺下叶后底段炎症（图4-47），建议治疗后复查。

既往史：输卵管结扎史，15年前阑尾手术史。

个人史：无。

家族史：无。

影像学特征

结节类型：亚实性结节。

所在肺叶：右肺上叶。

大小：直径为0.92 cm。

边界：不清。

毛刺征：有。

分叶征：无。

钙化：无。

胸膜凹陷征：无。

血管集束征：有。

空泡征：无。

密度均匀：不均匀。

CT值：-81 Hu。

术中特征

大体所见：右上肺结节，楔形肺组织一块（图4-48），大小为7 cm

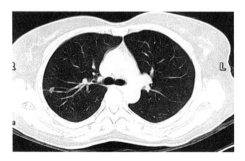

图4-47　胸部CT示：右肺上叶尖后段及左肺下叶后底段炎症

265

×3 cm×2 cm，其上吻合钉吻合，长7 cm，已被临床剖开，切面见一灰褐质硬区域，大小为1.1 cm×1 cm×0.5 cm，界不清，周围肺组织灰红，实性，质中。

病理结果

镜下所见：肺组织内局部血管及纤维组织增生、胶原化，周围肺泡上皮增生，细胞未见异型。

免疫组织化学：SMA（＋），TTF-1（上皮＋），CK7（上皮＋），D2-40（＋），Ki-67（1%＋）。

病理诊断：（右上肺结节）肺组织内局部纤维、肌纤维及血管增生伴胶原化、钙化，并见灶性淋巴细胞浸润及尘埃颗粒沉积，周围肺泡上皮增生，肺泡间纤维组织增生（图4-49）。

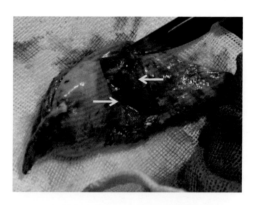

图4-48　术中大体标本：楔形肺组织一块，大小为7 cm×3 cm×2 cm

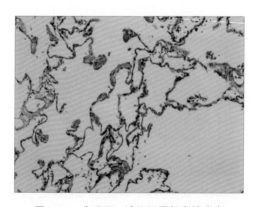

图4-49　病理示：肺组织局部炎性病变

病例17

杨××，男，55岁，因"发现肺部肿物3个月余"入院。

辅助检查：胸部CT示右肺尖结节空洞病灶（图4-50），最大直径约1 cm。

既往史：20年前发现右侧肾结石，于当地医院行激光碎石术；余无特殊。

个人史：无吸烟、饮酒史。

家族史：父亲有骨髓癌病史，余无特殊。

完善相关检查后无手术禁忌证，行胸腔镜手术治疗。

影像学特征

结节类型：实性结节。

所在肺叶：右肺上叶。

大小：直径为0.80 cm。

边界：清楚。

毛刺征：有。

分叶征：无。

钙化：无。

胸膜凹陷征：有。

血管集束征：无。

空泡征：有。

密度均匀：较均匀。

CT值：140 Hu。

术中特征

大体所见：右肺上叶结节，肺楔形切除标本（图4-51），大小为6 cm×

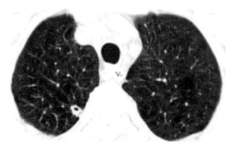

图4-50　胸部CT示：右肺尖结节空洞病灶，最大直径约1 cm

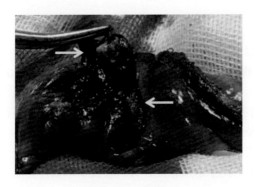

图4-51　术中大体标本：肺楔形切除标本，大
小为6 cm×2.2 cm×1.1 cm

2.2 cm×1.1 cm，一侧附吻合钉，吻合钉长7.3 cm，距吻合钉1.5 cm，可见一扎
线，扎线处可见一质略硬结节，结节大小为0.9 cm×0.8 cm×0.5 cm，紧邻被膜，
切面灰白、实性、质稍硬。

病理结果

镜下所见：肺组织，局灶实变，周围组织细胞聚集伴炎症纤维反应，肺泡
上皮增生，局灶见凝固性坏死。

分子病理结果：结核PCR（－）。

特殊染色结果：PAS（－），抗酸（＋），六铵银（－）。

病理诊断：（右肺上叶结节）肺组织，一处呈实性改变，周围组织细胞聚
集伴炎症纤维反应，肺泡上皮增生，中央见凝固性坏死，伴钙化。形态学符合
干酪样结核（图4-52）。请结合临床其他结核相关检查结果。

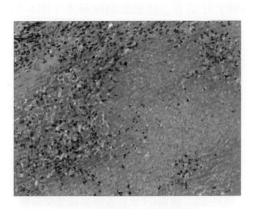

图4-52　病理示：干酪样结核

病例18

吴××，女，62岁，因"体检发现肺部结节3天余"入院。

辅助检查：胸部CT平扫+增强示①右肺下叶后基底段弱血供结节灶，趋于良性，请结合临床（图4-53）。②双肺间质性改变，散在慢性炎症。

既往史：无。

个人史：无吸烟史、饮酒史。

家族史：无。

完善相关检查后无手术禁忌证，行胸腔镜手术治疗。

影像学特征

结节类型：实性结节。

所在肺叶：右肺下叶。

大小：直径为1.65 cm。

边界：清楚。

毛刺征：无。

分叶征：无。

钙化：无。

胸膜凹陷征：无。

血管集束征：无。

空泡征：无。

密度均匀：较均匀。

CT值：54 Hu。

术中特征

大体所见：右肺下叶结节，肺组织一块（图4-54），大小为7 cm

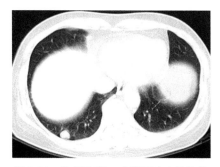

图4-53　胸部CT示：右肺下叶实性结节

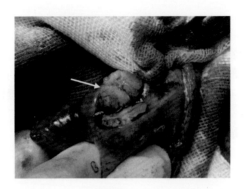

图4-54　术中大体标本：肺组织一块，大小
为7 cm×3.3 cm×2 cm

×3.3 cm×2 cm，局部见一吻合钉，长7 cm，距吻合钉1 cm，紧邻肺被膜，见一结节样肿物，大小为1.3 cm×1.3 cm×1.2 cm，切面灰白，实性，质韧，界尚清，周围肺组织灰红，疏松，质软。

病理结果

镜下所见：肿瘤境界清楚，呈分叶状或多结节状，由纤维组织、脂肪组织及成熟的软骨岛组成，周围见乳头状、腺样及裂隙状排列的单层或假复层支气管纤毛柱状上皮，纤维组织增生伴黏液样变性，少量淋巴细胞灶性浸润。

病理诊断：（右肺下叶结节）肺错构瘤（图4-55），大小为1.3 cm×1.3 cm×1.2 cm。

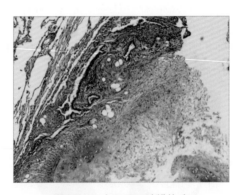

图4-55　病理示：肺错构瘤

（张海萍）

第五章　其他恶性肿瘤

肺恶性肿瘤中腺癌占据了很大的比例，但除了腺癌以外，肺的恶性肿瘤中也可见到有鳞癌、小细胞癌、大细胞癌、腺鳞癌，伴有多形性、肉瘤样或肉瘤性成分的癌及典型类癌和非典型类癌。

肺鳞癌

肺鳞癌属于肺、支气管的恶性上皮肿瘤，多原发于较大的支气管上皮（主支气管、叶或段支气管），因而中心型肺癌常见，周围型肺鳞癌只占肺鳞癌总数的10%~20%。多见于老年男性烟民，发生率与吸烟指数呈正相关，男性约为女性的10~30倍。肺鳞癌切面呈灰白色，坏死处呈灰黄色，肿瘤常侵入支气管壁，造成管腔堵塞，浸润肺实质，与周围肺组织分界不清，不整齐。肺鳞癌镜下基本结构特点是癌巢具有分层结构，呈基底细胞样排列，据其细胞角化程度的不同分为高分化鳞癌、中分化鳞癌、低分化鳞癌。低分化鳞癌癌细胞角化和细胞间桥少见，而核分裂活跃，癌组织容易坏死。影像学表现常见：①息肉状腔内肿块和（或）支气管阻塞；②肺门区肿块也很常见；③可侵犯局部组织，累及肺门淋巴结；④肺不张、肺实变、黏液嵌塞和支气管扩张常见，提示支气管被阻塞；⑤中央坏死和空洞较其他类型肺癌更常见。

肺小细胞癌

肺小细胞癌（small cell lung cancer，SCLC）是支气管肺上皮发生的高度恶性、未分化或具有神经内分泌分化的肿瘤。生物特性是生长快、浸润性强、转移早，早期即可产生淋巴或血行转移，对放化疗均敏感，极其容易复发，早期即可发生淋巴或血行转移，患者生存期短，大宗资料统计平均生存期为11个月，若不治疗，自然病程仅为3个月左右。肺小细胞癌90%起源于肺门区支气管，10%起源于小支气管。癌组织生长快，浸润周围肺组织及淋巴结形成巨块，质软，切面灰白，中央坏死，但很少形成空洞。病灶常在支气管壁内生长或侵犯支气管壁外淋巴结，并融合之，造成叶开口或段开口狭窄，导致远端肺组织发生阻塞性肺炎，而支气管黏膜表面不受侵犯，所以支气管镜检查时常常看不到明确的肿瘤病灶，只能看到开口狭窄，管壁僵硬，充血，容易出血，活检钳夹取标本有一定难度，刷片常可找到癌细胞。组织学显示：癌细胞小、呈卵圆形或雀麦细胞形，胞浆少，细胞界限不清，无结构杂乱排列，核染色质呈微颗粒状，没有核仁或核仁不明显，核分裂多见>80个/10HPF。

大细胞癌

大细胞癌属于未分化的恶性上皮性肿瘤。好发于中老年人，约占肺癌的10%~15%。多数为周围型肺癌，侵袭力强，癌细胞大，胞浆丰富，核大，核仁明显。组织学的特点是癌细胞呈弥漫分布，癌细胞黏附性差，常常因出现脑转移症状而就诊。大细胞癌有五个亚型：大细胞癌神经内分泌癌、基底细胞样癌、淋巴上皮瘤样癌、透明细胞大细胞癌、大细胞癌伴横纹肌样表型，其中大细胞神经内分泌癌是一种低分化、高度恶性的神经内分泌癌，其生物学行为介于不典型类癌和小细胞癌之间。

腺鳞癌

由鳞癌与腺癌组成，腺癌和鳞癌各自占有不少于癌总量的10%才能诊断为腺鳞癌或鳞腺癌。好发于年长的吸烟者。其中发生于肺外周的常以腺癌为主，发生于近肺门者常以鳞癌为主。腺癌、鳞癌成分相等型几乎全发生在肺外周。腺鳞癌侵袭强，转移常见，预后差。伴有多形性细胞癌、肉瘤或肉瘤样成分的少见低分化肺癌。

这一组是WHO 1999年新分类法中将其聚集一处新增的一个组合，这一组均属低分化非小细胞癌含肉瘤或肉瘤样成分的少见的肺恶性肿瘤，其中包括肺多形细胞癌、肺梭形细胞癌、肺巨细胞癌、肺癌肉瘤、肺母细胞瘤。

类癌

肺类癌是来自支气管黏膜表面的神经内分泌嗜银细胞，即Kulchtsky细胞，属于低度恶性的肺神经内分泌肿瘤。包括典型类癌和非典型类癌。

病例1

陈××，男，64岁，因"体检发现右下肺单发结节8个月"入院。

辅助检查：8个月前于我院查胸部CT发现右下肺单发结节（图5-1）。1个月前复查胸部CT见右下肺结节较前进展。

既往史：5年前因结肠癌全麻下行腹腔镜乙状结肠癌根治术，术后病理诊断为乙状结肠癌（PT2N0M0，Ⅱ期；Dukes B期）。有高血压10年，血压最高为160/100 mmHg，目前服用氯沙坦钾片50 mg qd、西尼地平5 mg qd控制血压，血压控制在140/90 mmHg。有糖尿病10年，空腹血糖最高为12 mmol/L，目前服用那格列奈片0.12 qd控制血糖，空腹血糖控制在6.5 mmol/L。余无特殊。

个人史：吸烟40年，吸烟量5支/年，未戒烟，饮酒40年，饮酒量400 mL/日，未戒酒。

家族史：弟弟死于白血病，无其他肿瘤家族病史。

完善相关检查后无手术禁忌证，行胸腔镜手术治疗。

影像学特征

结节类型：实性结节。

所在肺叶：右肺下叶。

大小：直径为1.17 cm。

边界：清楚。

毛刺征：无。

分叶征：有。

钙化：无。

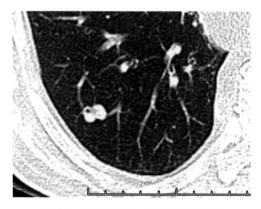

图5-1　胸部CT示：右下肺单发结节

胸膜凹陷征：无。

血管集束征：无。

空泡征：有。

密度均匀：不均匀。

CT值：263 Hu。

术中特征

大体所见：右下肺叶切除标本，肺叶切除标本（图5-2），大小为17.5 cm×11 cm×3.5 cm，紧邻支气管断端见手术切缘（带吻合钉）长5.5 cm，切面见结节两枚，大小为1.5 cm×1.5 cm×0.6 cm及直径0.6 cm，灰白，实性，质脆，境界欠清，周围肺组织灰红，疏松，质软。

病理结果

镜下所见：肺组织内见肿瘤细胞呈不规则腺管样排列，细胞大小不一，排列紧密，胞浆丰富、粉染，核大深染，染色质粗，可见核仁及核分裂象，间质纤维组织增生显著伴慢性炎细胞浸润。

免疫组织化学：CK20（＋），CK7（局灶＋），TTF-1（－），NapsinA（－），CDX-2（＋），Villin（＋），SATB2（＋），Braf/V600E（－），Ki-67（80%＋）。

病理诊断：（右下肺叶切除术）肺转移性结肠中分化腺癌（图5-3），2灶，大小为1.5 cm×1.5 cm×0.6 cm及直径0.6 cm，间质脉管内未见癌栓，支气管断端及手术切缘未见癌累及，紧邻肺脏层胸膜，周围局灶性肺气肿，肺门淋巴结（0/7枚）未见癌转移。

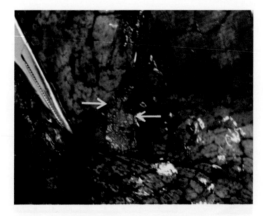

图5-2　术中大体标本：肺叶切除标本，大小为
17.5 cm×11 cm×3.5 cm

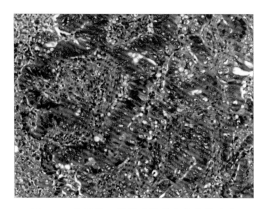

图5-3 病理示：肺转移性结肠中分化腺癌

病例2

孔××，女，49岁，因"体检发现右下肺单发结节1年"入院。

辅助检查：胸部CT提示右下肺单发结节。4个月后复查提示结节较前无明显变化（图5-4）。

既往史：1年前因非霍奇金滤泡性淋巴瘤予CEOP方案化疗2次，颈部淋巴结明显缩小，再CEOP化疗2个疗程，淋巴结缩小不明显。余无特殊。

个人史：无吸烟、饮酒史。

家族史：哥哥患有肝癌。无其他肿瘤家族病史。

完善相关检查后无手术禁忌证，行胸腔镜手术治疗。

影像学特征

结节类型：实性结节。

所在肺叶：右肺下叶。

大小：直径为2.15 cm。

边界：清楚。

毛刺征：有。

分叶征：无。

钙化：有。

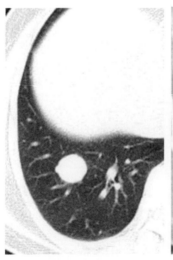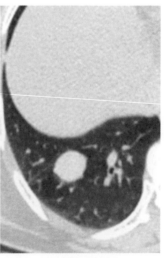

图5-4　胸部CT示：右下肺单发结节（A）；4个月后复查提示结节较前无明显变化（B）

胸膜凹陷征：无。

血管集束征：无。

空泡征：无。

密度均匀：均匀。

CT值：89 Hu。

术中特征

大体所见：右下肺结节，肺楔形切除标本（图5-5），大小为11.0 cm ×5.1 cm×2.2 cm，弧形手术切缘（见吻合钉）长14 cm，书页状切开，距吻合钉 切缘0.6 cm、肺胸膜0.2 cm切面，见一大小为2.3 cm×2.0 cm×1.8 cm类圆形肿物， 灰红灰白，实性，质中，境界清楚，周围肺组织红褐色，质中。

病理结果

镜下所见：肿瘤境界清楚，由表面肺上皮样细胞和卵圆形间质细胞两种细 胞组成，呈实性片状、血管瘤样及乳头状生长，部分区硬化，上皮样细胞胞浆 丰富淡染，核稍大深染，核圆形，染色质细腻，间质细胞，核胖梭形，染色质 细腻，可见小核仁，未见明确核分裂象，血管瘤样腔隙内充满红细胞，部分区 见较多量吞噬含铁血黄色的巨噬细胞及泡沫样组织细胞沉积。

免疫组织化学：ER（间质细胞+），PR（间质细胞+），TTF-1（上皮及间 质细胞+），CK7（上皮细胞+），Vimentin（间质细胞+），CD34（血管+）， CD10（间质细胞+），SMA（血管+），Bcl-2（-），HMB45（-），EMA（上 皮细胞+），Ki-67（2%+）。

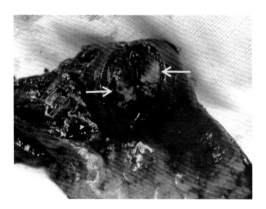

图5-5　术中大体标本：肺楔形切除标本，大小 为11.0 cm×5.1 cm×2.2 cm

病理诊断：（右下肺楔形切除术）肺硬化性肺泡细胞瘤（pulmonary sclerosing pneumocytoma，PSP）（图5-6）。

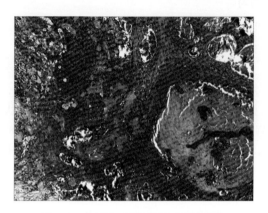

图5-6　病理示：肺硬化性肺泡细胞瘤

病例3

周××，女，44岁，因"确诊肺癌3个月余"入院。

辅助检查：肺部低剂量螺旋CT检查+三维成像示左肺门区占位，伴周围炎性灶，纵隔肿大淋巴结（图5-7）；PET-CT提示肺门区病变高代谢，纵隔区高代谢淋巴结（图5-8）。气管镜取病理提示：鳞癌。

既往史：3个月余前我科住院期间诊断2型糖尿病，出院后规律使用格列美脲1 mg/d、阿卡波糖100 mg三餐中降糖，空腹血糖波动在10 mmol/L，餐后血糖波动在12 mmol/L。余无特殊。

个人史：无吸烟、饮酒史。

家族史：父亲因肺癌过世，无其他肿瘤家族病史。

完善相关检查后无手术禁忌证，行胸腔镜手术治疗。

影像学特征

结节类型：实性肿块。

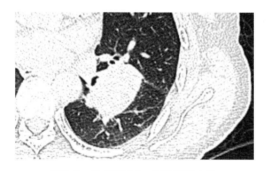

图5-7　胸部CT示：左肺门区占位

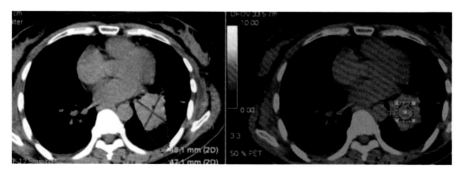

图5-8　PET-CT示肺门区高代谢病灶

所在肺叶：左肺下叶。

大小：直径为4.64 cm。

边界：清楚。

毛刺征：无。

分叶征：无。

钙化：无。

胸膜凹陷征：无。

血管集束征：有。

空泡征：无。

密度均匀：较均匀。

CT值：62 Hu。

术中特征

大体所见：标本类型，肺叶切除（图5-9）。

肿瘤所在位置：左肺下叶。

肿瘤大体类型：中央型肿瘤，大小为5 cm×3.5 cm×3.5 cm，部分区域肿瘤缺损，大小为2 cm×1 cm×0.3 cm。

病理结果

免疫组织化学结果：TTF-1（－），CD56（－），SY（－），CgA（－），P40（＋），P63（＋），CK（灶+）。

病理诊断：基底样鳞状细胞癌（图5-10）。

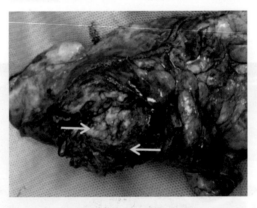

图5-9 术中大体标本：肺叶切除标本，中央型肿瘤，大小为5 cm×3.5 cm×3.5 cm

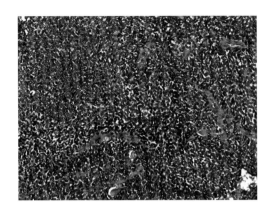

图5-10　病理示：基底样鳞状细胞癌

脉管内癌栓：有。

神经侵犯：有。

段、叶支气管：累及。

支气管切端：未累及，距离约0.5 cm。

血管断端：未累及，紧邻血管壁。

周围肺组织情况：周围肺呈阻塞性肺炎改变。

肺被膜部分缺失，残存肺被膜未见癌累及。

淋巴结转移情况：淋巴结共(1/7)枚见癌转移，其中：支气管旁淋巴结（0/1枚），（第4组淋巴结）（0/1枚），（第7组淋巴结）（1/1枚），（第9组淋巴结）（0/1枚），（第11组淋巴结）（0/3枚）。病理分期：pT2aN1Mx。

病例4

温××，女，46岁，因"体检发现右肺占位2周"入院。

辅助检查：胸部CT示右肺中叶外侧段占位（图5-11），考虑周围型肺癌。

既往史：无特殊。

个人史：无吸烟、饮酒史。

家族史：无肿瘤家族病史。

完善相关检查后无手术禁忌证，行胸腔镜手术治疗。

影像学特征

结节类型：实性结节。

所在肺叶：右肺中叶。

大小：直径为1.65 cm。

边界：清楚。

毛刺征：有。

分叶征：有。

钙化：无。

胸膜凹陷征：无。

血管集束征：无。

空泡征：无。

密度均匀：较均匀。

CT值：257 Hu。

术中特征

大体所见：肺楔形切除标本（图5-12），大小为3.5 cm×3.2 cm×1.3 cm，其

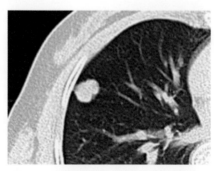

图5-11　胸部CT示：右肺中叶外侧段占位

上附吻合钉长7 cm，部分已被临床剖开，切面见一结节，大小为2.2 cm×1 cm×1 cm，切面淡棕胶冻样，实性，质中，界不清，周围肺组织灰红、实性、质软。

病理结果

镜下所见：癌细胞呈不规则腺泡样排列，瘤细胞界限不清，细胞排列拥挤，核浆比失调，核大，呈杆状，浓染，染色质粗，核膜清晰，胞浆含黏液，并可见核分裂。

免疫组织化学结果：CK7（＋），CK20（－），TTF-1（＋），NapsinA（＋），CDX-2（－），CEA（＋），GATA-3（－），ER（少量弱+），PAX-8（－），Ki-67（8%+）。

特殊染色：两个蜡块，弹力纤维（＋）。

病理诊断：（右中肺结节）肺中分化黏液腺癌（图5-13），大小为2.2 cm×1 cm×1 cm，紧邻手术切缘，未累及胸膜，周围肺组织，部分肺泡扩张、融合，间质纤维组织增生，组织细胞及炎细胞浸润。

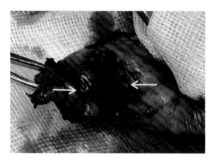

图5-12　术中大体标本：肺楔形切除标本，大小为3.5 cm×3.2 cm×1.3 cm

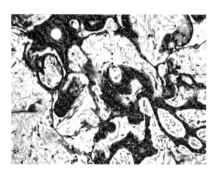

图5-13　病理示：肺中分化黏液腺癌

病例5

洪××，女，56岁，因"体检发现右中叶占位1个月余"入院。

辅助检查：胸部CT提示右肺下叶结节灶（图5-14），考虑良性可能性大，性质待定。

既往史：有高血压病史10年，口服药物氨氯地平+氢氯噻嗪，血压控制良好，余无特殊。

个人史：无吸烟、饮酒史。

家族史：无肿瘤家族病史。

完善相关检查后无手术禁忌证，行胸腔镜手术治疗。

影像学特征

结节类型：实性。

所在肺叶：右肺下叶。

大小：直径为3.22 cm。

边界：清楚。

毛刺征：无。

分叶征：无。

钙化：无。

胸膜凹陷征：无。

血管集束征：无。

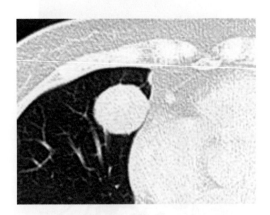

图5-14 胸部CT示：右肺下叶结节灶，考虑良性可能性大，性质待定

空泡征：无。

密度均匀：欠均匀。

CT值：71 Hu。

术中特征

大体所见：右肺下叶，肺叶切除标本一份（图5-15），大小为10.5 cm×8 cm×2.5 cm，支气管断端长1 cm，直径1.6 cm，距支气管断端4.3 cm，肺被膜下见一肿物，大小为3.3 cm×3 cm×2.7 cm，切面暗褐，实性，质中，与周围界限尚清，周围肺灰红，实性，质软。

病理结果

镜下所见：肿瘤由两种细胞组成，呈实性片状生长，部分区域呈血管瘤样及硬化性生长，表面细胞胞浆淡染，核稍大深染，间质见类圆形细胞，核圆形，染色质细腻。

免疫组织化学结果：CK7（-），TTF-1（+），VIM（+），CD68（-），CK（少数+），EMA（+），Ki-67（3%+），SMA（-），HMB45（-），Melan-A（-）。

病理诊断：（右肺下叶）硬化性肺细胞瘤（图5-16），大小为3.3 cm×3 cm×2.7 cm，肺被膜、支气管断端未见肿瘤累及；周围肺组织部分肺泡腔扩张融合，肺泡隔血管增生伴显著出血。

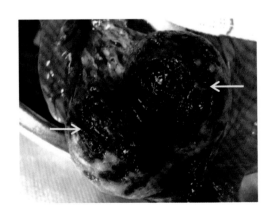

图5-15　术中大体标本：肺叶切除标本一份，大小为10.5 cm×8 cm×2.5 cm

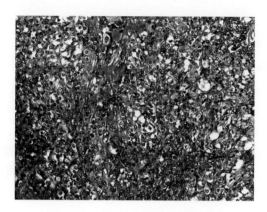

图5-16 病理示：硬化性肺细胞瘤

病例6

陈××，女，43岁，因"乳腺癌术后1年复查发现肺部结节灶"入院。

辅助检查：胸部CT平扫示左乳术后改变，对比2017年12月28日CT，左肺下叶新发结节灶（图5-17），转移瘤可能，请结合临床短期随访。

既往史：于2017年4月25日行左侧乳腺癌根治术，手术病理结果为乳腺浸润性导管癌。

个人史：无。

家族史：父亲患有肺癌。

影像学特征

结节类型：实性结节。

所在肺叶：左肺下叶。

大小：直径为1.30 cm。

边界：清楚。

毛刺征：无。

分叶征：有。

钙化：无。

胸膜凹陷征：无。

血管集束征：无。

空泡征：无。

密度均匀：较均匀。

CT值：183 Hu。

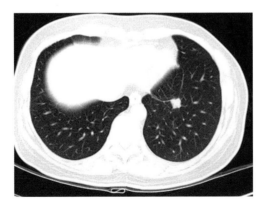

图5-17　胸部CT示：左肺下叶结节灶

术中特征

大体所见：肿瘤所在位置，左肺下叶（图5-18）。

肿瘤大体类型：周围型。

肿瘤大小：2.5 cm×2 cm×2.5 cm。

病理结果

镜下所见：组织学分化，低分化。

脉管内癌栓：有；神经侵犯：无；周围肺组织情况：局限性肺气肿改变。

弹力纤维染色显示肿瘤侵及、突破脏层胸膜。

免疫组织化学：CK7（+），NapsinA（−），TTF-1（−），SY（−），CK5/6（灶+），P63（灶+），Ki-67（50%+）。

特殊染色：Rf（细胞巢+），AB（少数+），PAS（少数+）。

病理诊断：黏液表皮样癌（图5-19）。

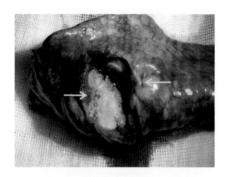

图5-18　术中大体标本：左肺下叶标本，大小为2.5 cm×2 cm×2.5 cm

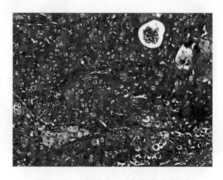

图5-19　病理示：黏液表皮样癌

病例7

彭××，女，54岁，因"发现左肺上叶肿物2周余"入院。

辅助检查：胸部CT示左肺上叶尖后段恶性占位可能，请结合临床及增强检查评估；左肺上叶舌段小结节灶，请结合临床随访（图5-20）。

既往史：于2014年10月9日行宫颈癌根治术，病理结果为宫颈癌。

个人史：无。

家族史：无。

影像学特征

结节类型：实性结节。

所在肺叶：左肺上叶。

大小：直径为2.50 cm。

边界：清楚。

毛刺征：有。

分叶征：有。

钙化：无。

胸膜凹陷征：有。

血管集束征：无。

空泡征：无。

密度均匀：欠均匀。

CT值：141 Hu。

术中特征

大体所见：左上肺结节，肺楔形切除标本一份（图5-21），大小为7 cm×3 cm×3 cm，脏层胸膜光滑，局部缺损，缺损区大小为2 cm×1 cm×1 cm，紧邻

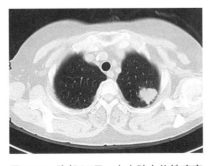

图5-20 胸部CT示：左上肺占位性病变

被膜，切开切面可见灰白结节一个，大小为2.3 cm×2.2 cm×2 cm，实性，质略硬，与周围界不清。

病理结果

镜下所见：镜下瘤细胞呈片巢状排列，瘤细胞大小不一，类圆形、多边形或不规则形，细胞有异型，胞浆丰富红染，核大深染，可见核分裂象，间质促纤维组织反应。

免疫组织化学：P16（＋），Ki-67（60%＋），P40（＋），TTF-1（－），P53（30%＋），EGFR(5B7)（＋）。

病理诊断：（左上肺结节）非角化型鳞状细胞癌（图5-22），大小为2.3 cm×2.2 cm×2 cm，伴坏死，结合病史首先考虑宫颈癌转移。周围肺组织肺泡腔扩张，腔内见灶性泡沫样组织细胞浸润，间质粉尘沉着。

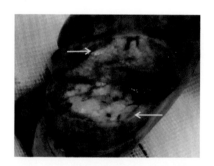

图5-21　术中大体标本：肺楔形切除标本一份，大小为7 cm×3 cm×3 cm

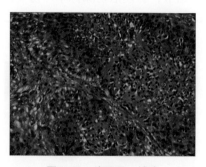

图5-22　病理示：鳞癌

（郭庆强）

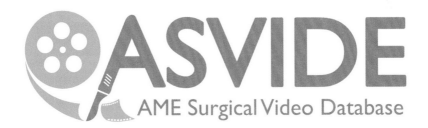

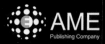

AME JOURNALS

创立于2009年7月的AME Publishing Company（简称AME，代表Academic Made Easy, Excellent and Enthusiastic），是一家崇尚创新、具有国际化视野和互联网思维的医学出版公司。AME拥有专业的期刊运营团队，提供以国际组稿为核心竞争力的全流程出版服务，专注于国际医学期刊、书籍的出版和医疗科研资讯成果的推广，已在香港、台北、悉尼、广州、长沙、上海、北京、杭州、南京和成都等地设立办公室。目前出版了60+本涵盖肿瘤、心血管、胸部疾病、影像和外科等不同领域的学术期刊，已有18本被PubMed收录，13本被SCI收录，出版中英文医学专业图书近百本。

期刊名称：JTD
创刊时间：2009年12月
PubMed收录：2011年12月
SCI收录：2013年2月
影响因子（2018）：2.027

期刊名称：TCR
创刊时间：2012年6月
SCI收录：2015年10月
影响因子（2018）：1.07

期刊名称：HBSN
创刊时间：2012年12月
PubMed收录：2014年1月
SCI收录：2017年6月
影响因子（2018）：3.911

期刊名称：QIMS
创刊时间：2011年12月
PubMed收录：2012年12月
SCI收录：2018年1月
影响因子（2018）：3.074

期刊名称：ATM
创刊时间：2013年4月
PubMed收录：2014年9月
SCI收录：2018年3月
影响因子（2018）：3.689

期刊名称：ACS
创刊时间：2012年5月
PubMed收录：2013年6月
SCI收录：2018年5月
影响因子（2018）：2.895

期刊名称：TLCR
创刊时间：2012年3月
PubMed收录：2014年12月
SCI收录：2018年10月
影响因子（2018）：4.806

期刊名称：TAU
创刊时间：2012年3月
PubMed收录：2015年12月
SCI收录：2018年12月
影响因子（2018）：2.113

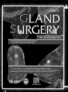
期刊名称：GS
创刊时间：2012年5月
PubMed收录：2014年6月
SCI收录：2019年1月
影响因子（2018）：1.92

期刊名称：CDT
创刊时间：2011年12月
PubMed收录：2013年10月
SCI收录：2019年1月
影响因子（2018）：2.006

期刊名称：APM
创刊时间：2012年4月
PubMed收录：2015年3月
SCI收录：2019年1月
影响因子（2018）：1.262

期刊名称：JGO
创刊时间：2010年9月
PubMed收录：2012年7月
SCI收录：2019年2月

期刊名称：TP
创刊时间：2012年7月
PubMed收录：2016年1月
SCI收录：2019年9月

Updated on September 26,